10838068

TON GUIDE DE CONSEILS ET RECETTES
SAINES ET DÉLICIEUSES POUR

BIEN MANGER À PETIT PRIX

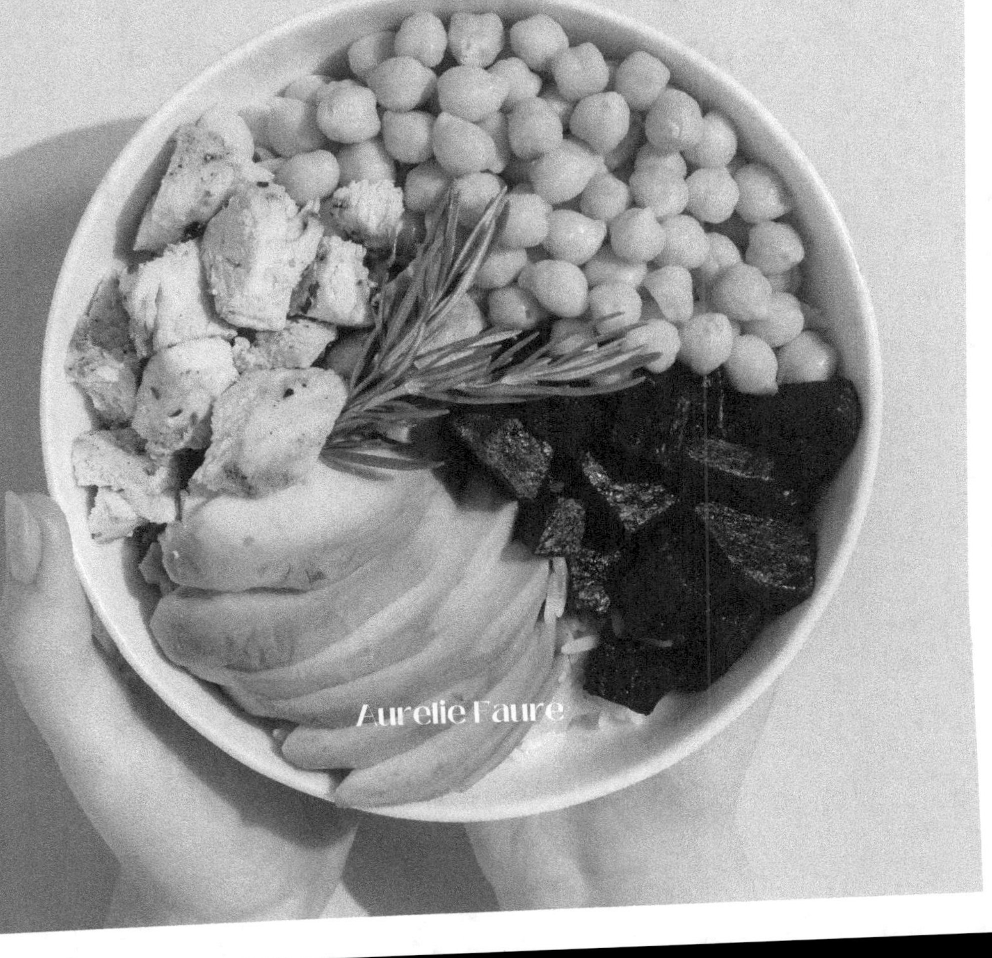

Aurélie Faure

Mes astuces pour des repas équilibrés et pas chers! Nul besoin de rouler sur l'or pour manger sain! Il faut fuir les produits transformés et miser sur les produits offrant un bon rapport qualité/prix. Plats à moins de 5 euros, fruits et légumes de saison, directement chez le producteur, surgelés... Découvrez tous mes conseils futés pour préserver votre porte-monnaie et votre santé.

Sommaire :

- Astuces cuisine : comment bien manger pas cher?
- Comment préparer un plat équilibré avec un petit budget?
- Comment manger pour 2 € par jour? : idée de plats simples et équilibrés
- Menu équilibrés et pas cher: les erreurs à éviter.
- Attention aux emballages des produit
- Recettes

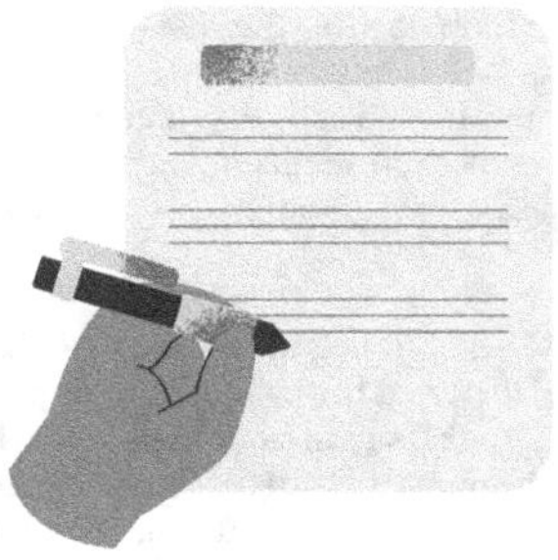

Crise oblige, on fait plus attention aux dépenses. Et si c'était l'occasion de manger équilibré, de dire adieu aux sucres ajoutés, colorants et autres acides gras trans contenus dans les plats industriels trop chers ? Des plats bons et sains à petit prix, c'est possible... à condition de faire les bons choix au moment des courses et de redécouvrir des aliments souvent délaissés !

ASTUCES CUISINE : COMMENT BIEN MANGER POUR PAS CHER ?

Selon les recommandations du Programme national nutrition santé (PNNS), il faut consommer chaque jour :

- au moins5fruits et légumes ;
- des féculents à chaque repas selon l'appétit ;
- 3 produits laitiers(lait, yaourt, fromage) ;
- 1 à 2 portions de viande, œufs et produits de la pêche ;
- Eau à volonté.

Suivre ces recommandations n'est pas toujours aisé, surtout si notre budget "courses" est serré. Heureusement, il existe quelques conseils pour manger sain, et faire des économies.

Cuisiner soi-même

Cela paraît évident dans la théorie... Mais moins dans la pratique ! En effet, il est tentant de recourir aux plats préparés et autres préparations industrielles rapidement prêtes. Pourtant, ils recèlent souvent des graisses, des sucres, du sel et des additifs. Les industriels y mettent beaucoup de féculents. Cuisiner soi-même permet de choisir les aliments, d'en proportionner les différents types et de contrôler les ajouts. Astuce : on peut profiter du weekend pour préparer à l'avance ses repas de la semaine en une seule fois, une pratique appelée batch cooking. Penser à les préparer en quantité, pour pouvoir ensuite congeler en portions et avoir un peu de fait-maison en stock pour les semaines suivantes.

Décliner les œufs sous toutes leurs formes

(Presque) tout le monde aime les œufs. Riche en protéines d'excellente qualité, en vitamines A, D et E, contenant un peu de minéraux, l'œuf constitue une alternative bon marché au poisson et à la viande. Et il existe de multiples façons de le préparer. En cas d'hypercholestérolémie, on se limite à 3 à 4 unités par semaine, 5 à 6 sinon.

Penser aux légumes secs (légumineuses)

Haricots rouges, haricots blancs, secs, lentilles, pois cassés, pois chiches, fèves... regorgent de nutriments bénéfiques (protéines, fer, magnésium...) avec un index glycémique bas. Associés à des recettes avec des céréales au cours du même repas (pour la complémentarité des acides aminés), les légumes secs (ou légumineuses) se substituent ponctuellement à une viande ou à un poisson tant leur taux de protéines est élevé, pour un coût inférieur. En effet, ils sont particulièrement économiques (500 g pour 6 personnes). On les prétend longs à cuisiner, mais c'est faux. Il ne faut, selon le légume, que 10 à 40 minutes de cuisson. En salade, en potage, en accompagnement, et même en dessert avec les haricots azuki dont on fait des gâteaux fabuleux, ces petites graines ont tout pour nous séduire.

Anoblir certaines viandes

Bien moins coûteux que le veau, le porc n'est pas forcément plus gras quand on privilégie le rôti dans le filet, le filet mignon. Pour les sautés de bœuf, on utilise du collier ou du jarret, à peine 5 % de MG. Pensez aussi au poulet rôti qui est l'une des viandes favorites quand on souhaite prendre soin de son alimentation. Innutile aussi de manger de la viande à tous les repas. Les protéines se trouvent dans beaucoup d'autres aliments. Pensez à varier les plaisirs.

BIEN CHOISIR VOS LAITAGES

Yaourts, petits-suisses, fromages blancs aromatisés ou aux fruits... coûtent deux fois plus cher (et regorgent de sucre, même pas besoin d'en ajouter !). Alors, on opte plutôt pour les basiques, fromages blanc 0% , yaourt nature et on ajoute un peu de <u>miel</u>, de confiture, de morceaux de fruits, noisettes, noix... Pensez aux fruits surgelés qui sont moins cher et de bonne qualité en général, parfait pour vos mélanges comme les smoothies.

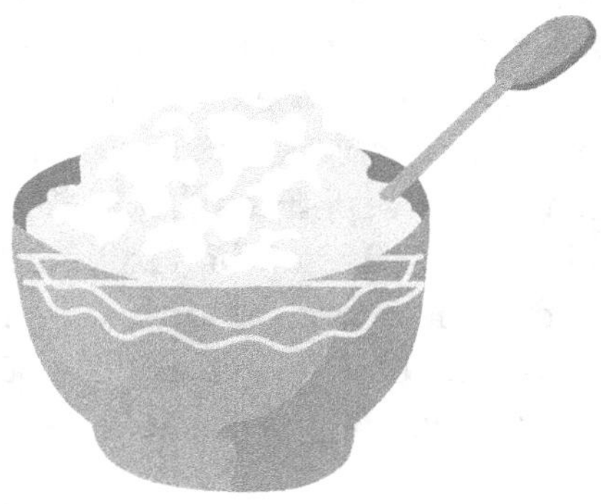

COMMENT PRÉPARER UN PLAT ÉQUILIBRÉ AVEC UN PETIT BUDGET ?

Petit budget ne rime pas avec aliments transformés ou préparés. Découvrez comment cuisiner des plats sains à la maison, sans trop dépenser.

Acheter de saison, en circuit court

Acheter des produits de saison : c'est une astuce simple, qui fait aussi du bien à la planète. Les <u>fruits et les légumes</u>, mais aussi les poissons du moment sont plus abordables. De plus, en achetant local, on évite les frais de transport et les conservateurs qui permettent aux aliments de tenir le coup lors du trajet.

Adopter les produits surgelés nature

Souvent moins chers que les produits frais, les surgelés n'ont rien à envier à ceux-ci en termes d'apports nutritionnels. Les filets et autres darnes de poissons surgelés présentent le même taux de protéines, les mêmes concentrations <u>en oméga-</u>3, en vitamine D et en minéraux que les poissons frais, tout en coûtant la moitié du prix. Quant aux fruits et légumes surgelés, leur prix est là encore souvent inférieur au frais, et ils sont prêts à l'emploi : 5 à 10 minutes de cuisson vapeur suffisent à les préparer... sans la corvée du lavage et de l'épluchage. Ils permettent aussi de céder à une envie "hors saison" sans préjudice pour le porte-monnaie. Une recette de ratatouille ou un clafoutis aux cerises ne vous reviendra pas plus cher en janvier qu'en juillet.

Autre avantage, et de taille, les qualités nutritionnelles des fruits et légumes surgelés sont parfois supérieures à celles des végétaux frais : sitôt cueillis, sitôt surgelés, ils sont souvent plus riches en <u>vitamines</u> que les légumes qui attendent plusieurs jours sur les étalages.

SE CONTENTER DE VIANDE OU POISSON UNE FOIS PAR JOUR!

Nous consommons trop de <u>protéines animales</u>, ce qui est mauvais pour
la santé. Dans une alimentation équilibrée, 150 g de viande ou poisson
pour une femme et 200 g pour un homme par jour suffisent.
Ouvrir une conserve de poisson chaque semaine :
Maquereau, thon, <u>sardines</u>... Les aliments en boîte de conserve sont
bon marché et bons pour la santé. On choisit les boîtes aux versions au
nature moins grasses, ou à l'<u>huile</u> d'olive, de meilleure qualité que
celle de tournesol. Autre que le poisson, pensez au concentré de
tomates en boîte ou en brique, qui possède le meilleur rapport
goût/nutrition/prix, bio si possible.

PRÉFÉRER LE RECYCLAGE

Plus question de jeter :

- on accommode les restes, et on met dans des boîtes pour <u>conserver</u>
;
- on utilise si possible l'aliment entier ;
- on fait des achats réguliers plutôt qu'un gros caddie par semaine ;
- on vérifie souvent les dates de péremption sur l'<u>étiquette</u>.

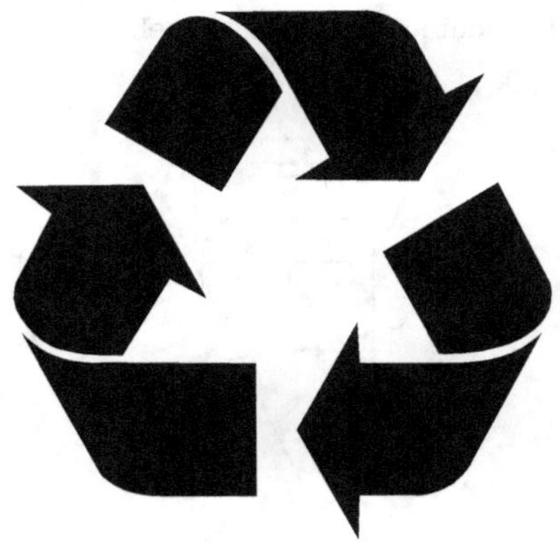

COMMENT MANGER POUR 2 EUROS PAR JOUR : IDÉES DE PLATS SIMPLES ET ÉQUILIBRÉS

Quel est le plat le moins cher ?
On table généralement sur la salade de riz, de thon et de haricots rouges, ou encore sur une omelette aux pommes de terre ou une soupe de légumes. Côté sucré, le gâteau au yaourt est particulièrement économique ou la salade de fruits. Astuce : faites caraméliser les fruits au four pour un dessert à petit budget et délicieux.
Nos idées de plats à préparer chez soi
Voici quelques idées de plats et de recettes à préparer chez soi, grands classiques de la cuisine française, italienne ou espagnole… à moins de 3 euros par personne, pour les <u>adultes</u> comme pour les <u>enfants</u> !

- Lasagnes courgette/chèvre ;
- Riz à la tomate et au chorizo ;
- Croque-monsieur ou croque-madame ;
- Risotto aux <u>champignons</u> ;
- Cannelloni jambon/béchamel ;
- Cannelloni ricotta/<u>épinards</u> ;
- Tajine de légumes au citron confit ;
- Pissaladière au four ;
- Chili con carne à la viande hachée et aux <u>légumes</u> ;
- Quiche à l'emmental et au bleu ;
- Salade de riz, thon et haricots rouges ;
- Soupe de légumes maison ;
- Omelette aux <u>pommes de terre</u> ;
- Saucisse et lentilles façon "petit salé" ;
- Salade de fruits ;
- Gâteau au yaourt ;
- <u>Pommes</u> au four saupoudrées de ciboulette, sel, poivre, crème allégée.

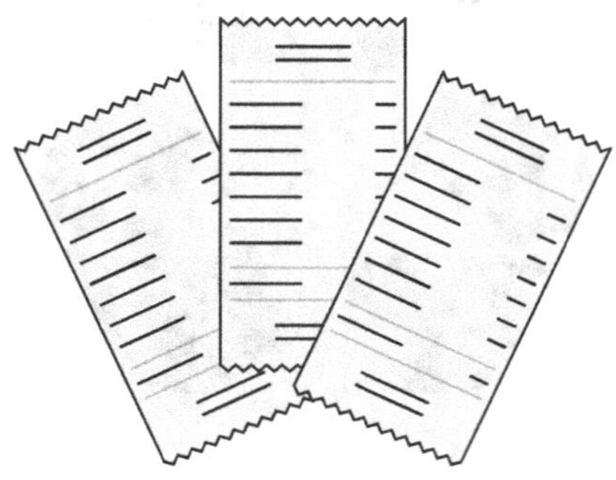

MENU ÉQUILIBRÉ ET ÉCONOMIQUE : LES ERREURS À ÉVITER

Eviter d'acheter des <u>aliments enrichis</u> en vitamines ou en autres nutriments (phytostérols...). Ces produits sont chers et leur bénéfice santé n'est pas prouvé.

De même, être prudent envers certains produits estampillés "sans sucre ajouté" sont parfois plus caloriques et plus sucrés que leurs homologues classiques. On se réfère toujours à la liste des ingrédients et à la composition nutritionnelle.

Ne pas céder aux achats d'impulsion au supermarché : anticiper ses menus et faire la liste des courses en amont permettent d'acheter uniquement ce dont on a besoin.

Au travail, on a tendance à privilégier la nourriture peu chère et rapide à consommer pendant la <u>pause déjeuner</u>. Bien souvent, on se tourne vers des solutions économiques : plats préparés industriels, sandwichs, fast-food, etc. qui ne sont pas toujours bonnes pour la santé. Pourtant, il possible de manger sain et pas cher : préparez-vous un plat complet (entrée + plat + dessert) dans un <u>bentô</u>, remplacez les paquets de gâteaux par une poignée de noisettes et du chocolat noir, choisissez le <u>sandwich</u> au thon ou au saumon plutôt que le panini, organisez vous à l'avance, cela vous fera fairede belles économies !

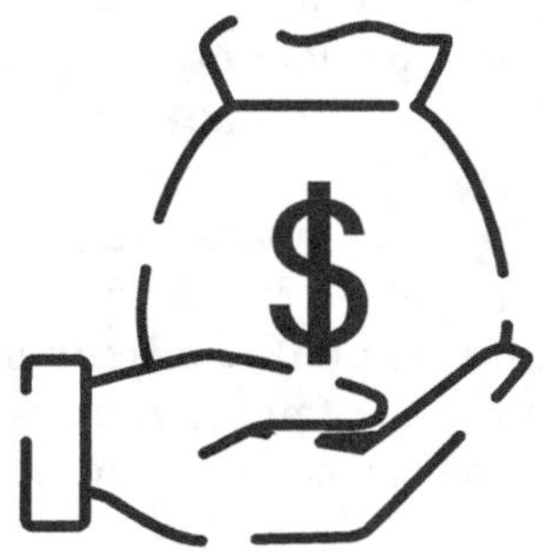

Choisir les aliments pas cher et sains

Pour manger sain et pas cher, il faut savoir choisir les bons aliments pour à la fois apporter suffisamment d'énergie à l'organisme (les calories), mais surtout les nutriments essentiels pour la bonne santé.

Pour cela, il faut privilégier les aliments les moins cher, et les plus nutritifs, c'est à dire riches en nutriments (vitamines, minéraux, antioxydants, fibres).

En effet, parce qu'ils sont plus nutritifs, ces aliments améliorent la satiété, ce qui peut aider à moins grignoter, et à manger plus sainement.

De plus, nous savons que les carences nutritionnelles, très présentes lorsque les personnes consomment un régime alimentaire riches en produits industriels transformés, poussent à manger plus de calories, ce qui finit par coûter plus cher.

Liste d'aliments pas cher et sains :

- Légumes pas cher : brocolis, carottes, pommes de terre, patates douces, tomates, choux, potirons, oignons.
- Fruits pas cher : pommes, bananes, oranges, poires, ananas, clémentines.
- Légumineuses : lentilles, haricots.
- Céréales : riz complet, avoine, pâtes complètes, sarrasin, maïs.
- Oeufs (poules élevées en plein air) et produits laitiers non pasteurisés.
- Poissons en conserve (nature) : sardines, maquereaux, thon.
- Viandes blanches : poulet entier, cuisse de poulet, blancs de dinde, porc.
- Huile d'olive.

Leur prix au kilo est faible comparativement à celui des aliments industriels transformés, et les fast food. De plus, si l'on calcule le prix relatif aux nutriments qu'ils contiennent, ces aliments sains et pas chers sont nettement plus avantageux que les produits industriels, qui sont eux très pauvres en nutriments

Acheter en plus grande quantité

Beaucoup de produits alimentaires sont moins cher lorsqu'ils sont achetés en plus grande quantité. Souvent, le prix au kilo est fortement revu à la baisse.

Lorsqu'il s'agit de produits secs, qui se conservent facilement, vous pouvez les stocker chez vous dans vos placards. C'est le cas des céréales, des légumineuses, des graines, des <u>oléagineux</u>, des farines.

Pour les produits frais, comme les viandes et les poissons, n'hésitez pas à acheter en gros, et à les surgeler dans votre congélateur. Vous pourrez ainsi manger sain, équilibré, en faisant des économies.

Enfin, pour les légumes qui ne se conservent pas, n'hésitez pas à cuisiner en plus grande quantité, et congeler ce que vous avez en trop pour d'autres repas durant votre semaine.

Choisir les bons aliments bio

Pour manger sainement, il est important de vous orienter parfois vers les produits bio, principalement les légumes et les fruits, qui souvent coûtent plus cher. En effet, lorsqu'ils ne sont pas bio, ils peuvent contenir des résidus de pesticides, qui peuvent provoquer des problèmes de santé.

Heureusement, pour votre santé, vous n'avez pas besoin de tout acheter bio, il suffit juste d'éviter ceux qui contiennent le plus de pesticides ou de substances chimiques nocives.

Globalement, les fruits et les légumes qui peuvent être épluchés, ou qui contiennent une peau plus épaisse, semblent contenir le moins de résidus de pesticides. Vous pouvez donc les acheter non bio, pour faire des économies.

Vous pouvez utiliser la liste suivante des fruits et légumes qui contiennent le plus de pesticides :

o   Fraises, myrtilles, cerises, raisins.
o   Pommes, poires, pêches, nectarines, prunes.
o   Épinards, choux kale, tomates, salades, poivrons, pommes de terre.

Ainsi, en fonction de votre budget, vous pouvez soit limiter l'achat de ces aliments, soit les acheter bio

Manger plus de protéines végétales
Il est vrai que les protéines animales coûtent souvent plus cher que les protéines végétales. Même si ces dernières ne contiennent pas tous les nutriments contenus dans la viande ou le poisson, elles sont très saines, et très complémentaires.
Pour manger sain et moins cher, orientez vous vers les protéines végétales de la liste suivante :

- Lentilles.
- Pois chiches.
- Haricots.
- Tofu.
- Noix, amandes, cacahuètes.
- Quinoa.

De plus, nous savons que les gens qui consomment plus de protéines, dont une plus grande part de protéines végétales, ont tendance à être en meilleure santé, et à vivre plus longtemps.

Arrêter d'acheter des calories vides

Les calories vides sont des calories qui contribuent à votre apport calorique total, mais qui fournissent peu ou pas de nutriments. Leur valeur nutritive est donc très faible.

Contrairement aux aliments riches en nutriments, qui sont des aliments qui fournissent plus de nutriments que de calories, les aliments à calories vides contiennent plus de calories que de nutriments. Ces calories proviennent de l'ajout de sucres raffinés et de graisses saturées, ou trans. Voici une liste d'aliments contenant des "calories vides" :

- Aliments industriels transformés sous emballage (biscuits, gâteaux, chips, sucreries, pâtisseries, chocolat, brioches).
- Boissons sucrées (sodas, jus de fruits, boisson du sportif, thé glacé) et l'alcool.
- Produits préparés, ou fast food (pizzas, burgers, quiches...)
- Sauces industrielles.
- Glaces et desserts industriels.

Pour manger sain et pas cher, il est donc primordial d'éviter d'acheter ce type d'aliments, qui sont reliés à la prise de poids, et au développement de nombreuses maladies chroniques modernes. Ils vous coûtent cher, et ne nourrissent pas votre organisme.

De plus, ces aliments n'ont pas d'action sur la satiété, car ils sont très rapidement absorbés, puis stockés, ce qui pousse à manger plus.

De quoi est composé un repas équilibré ?

Un repas équilibré doit être composé de :

- Légumes cuits ou crus, la moitié de l'assiette.
- Céréales complètes (riz brun, quinoa, sarrasin...).
- Protéines animales ou <u>végétales</u> (viande, poisson, oeufs, légumineuses...).
- Bonnes graisses (huile de coco, d'olive), en assaisonnement ou pour la cuisson.
- Épices et herbes aromatiques pour ajouter du goût et des nutriments (curcuma, poivre, sel, curry, thym, persil).
- Eau.

Cette composition est valable pour le déjeuner comme pour le dîner. Toutefois, ce qui compte le plus reste l'équilibre sur l'ensemble de votre journée alimentaire. Vous pouvez manger plus de légumes certains repas, plus de céréales pour d'autres etc.

Liste des aliments sains pour un repas équilibré

Pour pouvoir composer un repas équilibré, il suffit de connaître les X catégories d'aliments sains qui peuvent être utilisés pour manger équilibré.

Les légumes

Ils sont riches en nutriments, en anti-oxydants et en fibres, des éléments clés de la bonne santé.

Faites variez les couleurs ! Plus il y a de couleurs et plus il y a de nutriments différents et variés.

Privilégiez les légumes de saison, pour leur richesse nutritive.

Vous pouvez vous orienter vers la liste de légumes suivants :

- Légumes verts : épinards, kale, roquette, mâche, broccoli, haricots verts...
- Choux de bruxelles, rouges, verts...
- Carottes.
- Tomates.
- Radis.
- Betteraves.
- Patates douces.
- Concombre.
- Asperges.
- Navets.
- Ail, oignon, poireaux.

Les céréales complètes
Elles sont une excellente source d'énergie et de fibres,
ce qui n'est pas le cas des céréales raffinées. Elles ont
l'avantage d'être rassasiantes et de ne pas entraîner
les mêmes désavantages sur la régulation de l'énergie.
Vous pouvez vous orienter vers la liste de céréales
suivantes :
- o   Riz brun, rouge, noir, sauvage.
- o   Sarrasin.
- o   Avoine.
- o   Quinoa.
- o   Pâtes complètes.
- o   Blé entier.
- o   Seigle.
- o   Épeautre.

Les protéines
Elles sont indispensables à votre santé car votre corps
les utilisent pour fabriquer et réparer les cellules qui
composent vos différents tissus.
Vous pouvez alterner entre les protéines animales et
les protéines végétales :
- o   Viandes : poulet, dinde, porc, boeuf (bio
  provenant d'animaux nourris à l'herbe ou aux
  graines de lin)
- o   Oeufs.
- o   Poissons : saumon, sardines, maquereau, thon.
- o   Légumineuses : haricots, lentilles, pois.
- o   Tofu.
- o   Fruits de mer : crevettes, moules, huitres.
Il est conseillé de consommer du poisson 2 à 3 fois par
semaine, principalement les poissons gras contenant
des omega 3.

Les bonnes graisses
Très importantes, elles entrent dans la composition de toutes les cellules de notre corps. Elles sont aussi utilisées pour produire les hormones et certaines cellules de notre cerveau.
Voici les graisses à privilégier :
- Huile d'olive.
- Huile de coco.
- Huile de colza.
- Huile de lin.
- Avocat.

Les épices et les aromatiques
En plus de donner du goût, elles sont très riches en nutriments et notamment en antioxydants. Elles sont souvent des propriétés anti-inflammatoires naturelles.
Vous pouvez utiliser les suivantes :
- Curcuma.
- Poivre noir.
- Piment rouge.
- Sel de Guérande ou d'Himalaya.
- Curry.
- Cannelle.
- Thym.
- Romarin.
- Persil.

Les fruits
Parfaits en dessert ou en collation, les fruits doivent être consommés frais, entiers et non pas sous forme de jus ou de compotes.
En effet, ils contiennent beaucoup de sucres et il n'est pas conseillé d'en consommer de trop. Ils restent moins importants que les légumes et ne sont absolument pas obligatoires à chaque repas.
Vous pouvez utiliser la liste des fruits suivants :
- Fruits rouges et baies (myrtilles, framboises, mûres...).
- Pommes.
- Kiwis.
- Oranges.
- Poires.
- Pêches.
- Bananes.
- Ananas.
Privilégiez les fruits de saison, pour leur richesse nutritive.

Réduire sa consommation de produits transformés
Voici une liste de <u>produits transformés</u> à éviter si vous
voulez manger sainement :

o   Sodas, jus de fruits et toutes boissons sucrées.
o   Biscuits salés ou sucrés, chips, gâteaux apéritifs.
o   Céréales du petit déjeuner, barres de céréales...
o   Confiseries, patisseries, chocolat (moins de 70%)...
o   Plats préparés : pizzas, quiches, pasta box...
o   Desserts et yaourts industriels.
o   Pain de mie, brioche, biscottes.
o   **Confitures, Nutella.**
o   Sauces préparées : bolognaise, Ketchup, mayonnaise, pesto...
o   Charcuteries.

Idéalement, ces produits ne doivent pas composer plus de 20% de votre apport calorique journalier.

Ces produits industriels sont souvent très caloriques et très pauvres en nutriments (vitamines, minéraux, antioxydants, fibres...).

Leur consommation est reliée à la prise de poids, probablement due à une perturbation de régulation de la glycémie et de la satiété. Vous avez plus faim, plus souvent et vous mangez plus que vos besoins.

Ils augmentent les risques de développer des maladies inflammatoires chroniques modernes : diabète, hypertension, obésité, problèmes cardio-vasculaires

Lire les étiquettes alimentaires
Prenez le réflexe de toujours lire les étiquettes et la liste des ingrédients quand vous devez acheter un produit transformé.
C'est le meilleur moyen pour vous d'éviter d'acheter un produit qui contient des sucres cachés, trop de substances chimiques.
Pour vous aider à lire les étiquettes des produits alimentaires, je vous conseille de suivre le guide suivant :

- Éviter au maximum d'acheter un produit dont la liste des ingrédients est longue et avec des mots compliqués que vous ne connaissez pas.
- Vérifier que les 3 premiers ingrédients de la liste ne soient pas : du sucre, glucose, sirop, fructose, sel ou un nom chimique avec des numéros.
- Ne pas se fier aux mentions écrites sur les emballages comme "sans gluten", "céréales complètes", "enrichi en vitamines", "0%" ou "sans sucre ajouté". Elles ne sont pas gages d'un produit de qualité et sain.
- Regarder la quantité de sucre dans la valeur nutritionnelle du produit.
- Éviter les produits contenant des graisses trans et des matières grasses hydrogénées.

Conserver toujours le plaisir de manger

Manger sainement doit rester un plaisir et non pas une frustration permanente. Pour cela, vous devez éviter de suivre un régime restrictif sur le long terme.

En effet, lorsque vous commencez à trop réduire les calories sur le long terme, votre corps s'adapte afin d'empêcher une perte de poids supplémentaire.

Plus vous perdez de poids vite, plus votre corps ripostera avec force et vous reprendrez les kilos perdus, voir plus (l'effet-yoyo).

Pour manger sainement et sur long terme, vous devez suivre les conseils suivants :

- Conservez toujours le plaisir de manger comme premier objectif.
- Mangez à votre faim, sans plus.
- Ne supprimez pas une catégorie d'aliments sains, tout est question d'équilibre. .
- De temps en temps, restreignez votre apport calorique notamment en faisant une détox d'une semaine.
- Adaptez votre consommation alimentaire à votre niveau d'activité physique.
- Gardez des aliments "plaisir" ou des craquages, 1 fois par semaine avec vos amis, famille ou autre.
- Ne brûlez pas les étapes dans vos changements pour ne pas vous décourager et vous sentir frustrer.
- Ne suivez pas un régime qui vous restreint dans votre vie sociale, il faut que vos nouvelles habitudes s'inscrivent naturellement dans votre mode de vie.
- Consacrez un minimum de temps en cuisine.
- Passez à table en famille pour la convivialité.

Comparaison du coût cuisine fait maison/ industriel

La cuisine fait maison, c'est moins de gras, moins de sucre, moins de produits chimiques, on est bien d'accord. Mais, est ce que c'est véritablement un moyen efficace de faire des économies sur les courses ? C'est à cette question que j'aimerais répondre ici. Découvrons ensemble des études chiffres à l'appui qui permettent de trancher la question, pour compléter le tout je vous propose mêmes des recettes supers simples et prêtes en moins de 5 minutes pour vous lancer.

Concrètement ça donne quoi?

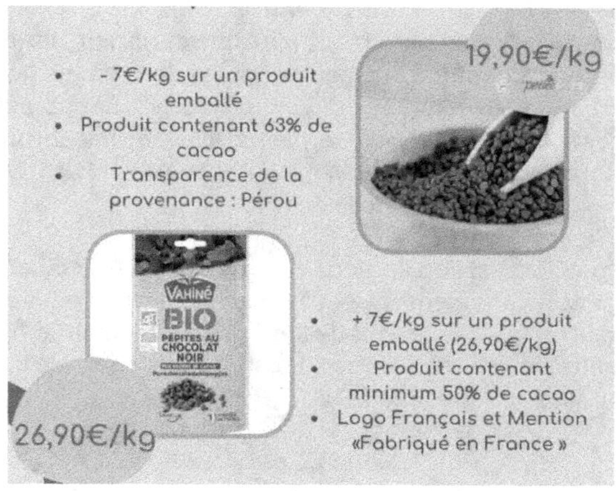

Comparaison des prix (9 //
Regardons de plus près un des produits le plus vendu au magasin : les pépites de chocolat !
Sur le site du géant Carrefour on retrouve les pépites
Vahiné à 26,90€/kg, soit 7€ de plus que dans votre petite boutique !
Sur ce même paquet il est inscrit sur le devant du produit « Fabriqué et France » avec le jolie logo II. Je ne savais pas que du cacao poussait dans notre pays
Comme quoi, les idées reçues ne sont pas toujours juste quand on compare ce qui est comparable et les étiquettes de certains géants sont parfois trompeuse.

L'INRA a publié dernièrement une étude visant à comparer le coût de la cuisine fait maison et l'achat de plats industriels. Leurs résultats, parus dans Public Health Nutrition de mai 2020*, ont donné des résultats surprenants.
Les chercheurs ont répertorié les 19 plats préparés les plus consommés par les Français (comme la quiche lorraine, le taboulé, la soupe de légumes, le bœuf bourguignon, ou encore le gratin dauphinois...) et ont relevé leur prix en supermarché. A partir des recettes, ils ont estimé le coût de ces mêmes plats faits maison, sur la base du prix des ingrédients qui les constituent.

Pour quatre portions, si l'on ne tient compte que du prix d'achat, les plats industriels sont, en moyenne, 0,84€ plus chers que les mêmes plats faits maison. Quand on intègre le coût de l'énergie pour cuisiner ou réchauffer ces plats, les plats industriels restent plus chers de 0,60€.

L'exemple d'un plat Fleury
Michon au poisson
Selon l'association CLCV*, qui a comparé la recette du plat Fleury Michon « Filet de cabillaud riz et fondue de poireaux » avec de la cuisine fait maison.
Le plat Fleury Michon ne contient que 50 g de poisson, soit moitié moins que la portion de 100 g recommandée par Santé Publique France deux fois par semaine ! Notez que le 3ème ingrédient est l'eau qui représente environ un quart du plat !
Nous avons trouvé le plat Fleury Michon à 3,88€ la portion de 280 grammes sur le drive Carrefour. Selon nos calculs si vous cuisiniez avec les mêmes quantités de légumes et de poisson ce plat, vous économiseriez jusqu'à 2,50 €.

Le Fait Maison : 3 fois moins cher !

Filet de cabillaud, riz et fondue de poireaux

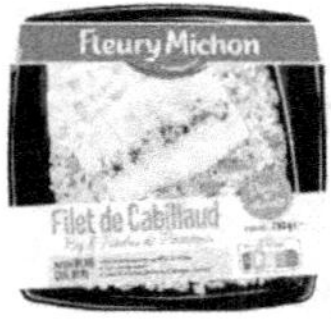

Recette Fleury Michon

3.88€

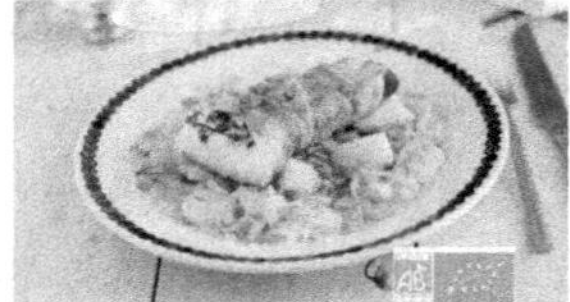

Recette Maison

1.37€

Recette Maison Bio

1.98€

Selon une étude CLCV mise en images par dmepp.com.

Pour le même budget que le plat cuisiné, vous avez un plat équilibré avec des ingrédients bios et deux fois plus de poisson et de légumes !
Amusez-vous à calculer le prix de revient d'une compote de pomme, d'une mousse au chocolat, d'un plat de lasagnes entièrement faits maison et comparez-le au prix des préparations du commerce... Vous allez avoir des surprises !

le tiramisu

Mmmm le tiramisu, mon dessert préféré !! Je voulais une recette facile et rapide, ne nécessitant pas de cuisson. Et d'un coup, il est apparu comme une évidence : le tiramisu !! J'ai donc profité d'une promotion dans mon magasin pour acheter un tiramisu Bonne Maman de bonne qualité et les ingrédients nécessaires à la préparation d'un tiramisu maison.

Le but était simple : déterminer la différence de prix et de goût entre les deux ! Vaut-il vraiment le coup, de préparer un tiramisu maison plutôt que d'acheter la version industrielle ?
La recette bonne maman reste très acceptable comparée à d'autres tiramisus industriels. Malgré tout, la quantité de mascarpone est relativement faible (5.8%) au profit de crème fraîche bien moins coûteuse. Il est a noté également la présence d'arômes.

Ma recette de Tiramisu
Ingrédients:
200 gr de biscuits à la cuillère
500 gr de mascarpone
4 œufs *
75 gr de sucre
50 cl de café fort
30 gr de Cacao
* Je ne consomme que des œufs bio, dans la recette le calcul du prix s'est donc effectué sur la base de l'achat d'œufs bio.
Dans cette recette, le mascarpone représente environ 45% du tiramisu contre 5.8% pour la version industrielle, ce qui garantit une crème onctueuse et délicieuse. Aucun arôme n'est utilisé, vous pouvez ajouter une cuillère de sucre vanillé fait
maison pour plus de saveur.

Dans cette recette, le mascarpone représente environ 45% du tiramisu contre 5.8% pour la version industrielle, ce qui garantit une crème onctueuse et délicieuse. Aucun arôme n'est utilisé, vous pouvez ajouter une cuillère de sucre vanillé fait maison pour plus de saveur.

Le prix total du Tiramisu maison est de
6.93€ pour 1250 gr soit 0.99€ pour 180 gr. Le tiramisu Bonne Maman vendu en grande surface 2.49€ les 180 gr. Bien que le tiramisu maison sont de meilleure qualité compte tenu de sa composition il est 60% moins cher que la version industrielle ! Le prix pourra être encore moins élevé en fonction des ingrédients choisis ou des promotions dans votre grande surface.

5 recettes de cuisine fait maison simples et rapides!

Je vous propose donc ci-dessous, si vous êtes vraiment pressé par le temps de rester sur des préparations simples et rapides. Vous gagnerez de l'argent mais aussi et surtout vous préserverez votre santé en mangeant mieux. Avec une bonne organisation, cuisiner soi-même prend peu de temps. Pour commencer à changer ses habitudes, voici 5 préparations prêtes en 5 minutes !

La mayonnaise

Au batteur électrique, fouetter un jaune d'œuf salé et poivré et ajoutez une cuillère de moutarde. Laisser ensuite couler un filet d'huile d'olive tout en continuant de battre jusqu'à obtenir la texture souhaitée. Exit la mayonnaise en tube ! Il est aussi possible de tenter la mayonnaise à la main, mais à moins d'avoir l'habitude, il y a plus de chances de réussir à la faire monter au batteur.

La vinaigrette

Les mélanges tout prêts contiennent épaississants, sucre et colorants . Une vinaigrette maison c'est de la moutarde, 1 cuillère à soupe de vinaigre et 3 cuillères à soupe d'huile. Pour la version de base.
A vous ensuite d'ajouter vos épices, herbes ou d'autres ingrédients pour la rendre unique ! D'ailleurs, pour en consommer moins, n'hésitez pas à la mettre dans un flacon spray, c'est bien pour le portefeuille comme pour la silhouette et la santé.

La pâte à tarte

Une pâte à tarte maison n'a rien à voir avec une pâte achetée toute prête. Il suffit de 250 gr de farine mélangé à 125 gr de beurre mou. Ajouter de l'eau petit à petit pour obtenir la texture souhaitée, ni trop collante ni trop sèche. Le goût et la texture est vraiment différent de la pâte industrielle et la cuisson est bien mieux.

Les carottes râpées

Un kilo de carottes coûte 1€ ou moins alors que des carottes râpées saucées en barquettes entre 4€-5€ le kilo ! La carotte râpée est donc vendue 5 fois le prix de la carotte brute !! Ça fait réfléchir non ?
Sans parler de la fraîcheur et du croquant de carottes fraîchement râpées. Même en « investissant » dans un modèle électrique vous rentabiliserez rapidement
votre achat!

La soupe
Des légumes de saison de l'eau et
après 25 minutes de cuisson un tour
de mixer! C'est tout ! La difference
sera de taille
avec une soupe industrielle en brique
stérilisée et ne contenant que très
peu de vitamines et de goût! Si
vous ne voulez pas faire votre soupe
tous les soirs, rien ne vous empêche
d'en faire un peu plus et de la
conserver pour les jours suivants.

Vous l'aurez compris, faire maison
c'est non seulement faire des
économies mais aussi prendre soin
de sa silhouette en contrôlant les
sucres et les graisses que l'on met
dans nos plats et en plus on prend
soin de notre santé!

On a tout à y gagner!

Attention à ne pas vous fier à l'emballage du produit industriel

Boissons light ou zéro, yaourt, gâteaux... : faut-il s'en méfier ?
Qu'elles soient light ou zéro, les boissons allégées, les desserts ou les gâteaux envahissent les rayons des supermarchés en promettant de les consommer sans conséquences sur notre santé. Mais attention aux marketing.

Dans ces produits, le sucre a été en partie ou entièrement remplacé par des edulcorants. A priori une bonne nouvelle pour tous ceux qui font la chasse au sucre dans leur alimentation. Mais gare aux mauvaises surprises car les mentions affichées en gros sur l'étiquette peuvent être trompeuses : Sans sucre ne signifie pas forcément qu'il y a zéro sucre dans le produit.

La réglementation autorise en effet cette entorse à la logique. Pouvoir écrire "sans sucre" alors que le produit en contient quand même. Zéro n'est donc pas toujours égal à zéro.

Les problèmes surviennent en fait lorsque la consommation de boissons allégées devient quotidienne voire pluriquotidienne. Si les édulcorants ne sont pas du sucre, ils ont le goût du sucre, de quoi leurrer notre cerveau. Ca nous habitue à un certain niveau de sucre et c'est en cela que ce n'est pas très bon pour la santé parce que ça va nous forcer à aimer de plus en plus le goût sucré non seulement dans les boissons mais aussi dans la vie quotidienne. Cela va nous entraîner à consommer probablement plus de sucre".

Les boissons allégées sont donc de fausses amies car si vous en consommez trop régulièrement, vous aurez plus facilement tendance à délaisser l'eau au profit d'une boisson sucrée.

Mieux vaut donc boire et apprécier un bon soda ou autre de temps en temps dans notre semaine que du light chaque jour.

Les emballages sont fait pour vous faire acheter et ça marche car peu de monde regarde les étiquettes au dos du produit.

Pourquoi le Nutri-Score ne vous aidera pas à rester en bonne santé

L'UFC-Que Choisir demande l'obligation de l'étiquetage Nutri-Score, car il valorise des aliments contenant moins de sucre, moins de gras, moins de sel. Pourtant les aliments ultra-transformés resteront toujours associés à plus de diabète, plus d'obésité, plus de cancer.

Tous les aliments transformés et emballés doivent présenter un tableau nutritionnel indiquant les calories, les teneurs en protéines, glucides, matières grasses, sel, etc.
Les aliments affichant un Nutri-Score A correspondraient à des aliments de meilleure qualité nutritionnelle, tandis que ceux dotés d'un E seraient de moindre qualité.
Le Nutri-Score part donc d'une bonne intention, malheureusement, il ne vous aidera pas à rester en bonne santé.

Le problème du Nutri-score est que pour juger de la qualité nutritionnelle d'un aliment, il se base uniquement sur la composition nutritionnelle, mais il ne tient pas compte de sa structure physique, et donc, de son degré de transformation. C'est une vision très réductrice du potentiel santé d'un aliment, car on sait aujourd'hui que les effets – et les méfaits – d'un aliment ne se réduisent pas uniquement à sa teneur en nutriments. Il faut aussi, et surtout, prendre en compte son degré de transformation.

Plus un aliment est <u>ultra-transformé</u>, c'est-à-dire plus sa structure physique est dégradée, plus il est néfaste pour la santé à long terme.

Ainsi, comme il ne tient compte que de la composition nutritionnelle, le Nutri-Score en vient à valoriser des produits mauvais pour la santé s'ils sont consommés régulièrement, comme certaines boîtes de <u>céréales ultra-transformés du petit déjeuner</u> notées A ou des sodas light classé B.

Le Nutri-Score envoie le message aux consommateurs non avertis que ces aliments sont bons pour la santé. Cela nous induit en erreur, car c'est à la transformation des aliments qu'il faut faire attention en priorité. Quel que soit son Nutri-Score, un aliment pas ou peu transformé sera toujours meilleur pour la santé qu'un aliment ultra-transformé,

Prenons l'exemple simple de l'huile d'olive, qui consommer avec équilibre est bonne pour notre santé et pourtant marqué nutri-score E sur l'emballage. « Le nutri-score n'invente rien. Il ne fait que reprendre les données de compositions nutritionnelles qui sont sur la face arrière du produit. Cela ne veut pas dire du tout qu'il ne faut pas en manger.
Le nutri-score ne dit pas si un produit est bon pour la santé, il dit que le produit doit être consommé en quantités raisonnables.

conclusion: Pour choisir un produit, regardez toujours les ingrédients au dos de l'emballage.

Les olives noires :

Dernière exemple d'un produit ou l'embllage nous trompe réellement, ce sont les olives noires.

Les olives noires bien lisses que l'on achète souvent en bocal sont en réalité des olives vertes qui ont subi un traitement chimique pour modifier leur couleur.

Incontournables à l'heure de l'apéritif, les olives s'invitent aussi dans les salades et les pizzas. Vertes ou noires, c'est une affaire de goût.

Pour gagner du temps et répondre à une demande toujours plus forte, certains industriels ont mis au point des techniques pour le moins surprenantes ! Lorsqu'on croit acheter des olives noires, alors qu'en réalité ce sont des olives vertes artificiellement colorées en noir que l'on nous vend, on n'est pas loin de la tromperie. Et pourtant, ce « maquillage » parfaitement légal est très courant !

BAIN DE SOUDE OU DE POTASSE

Cueillies vertes, donc dures et immatures, les olives sont plongées dans un bain de soude ou de potasse faiblement concentré pour leur enlever leur amertume, puis dans un bain saumuré (eau + sel) afin de les attendrir, et enfin dans une solution de gluconate ferreux (E579) qui va changer progressivement leur couleur par oxydation. Afin d'améliorer l'efficacité du processus, les olives sont souvent dénoyautées au préalable. C'est tout bénéfice pour les confiseurs qui parviennent ainsi à faire en quelques jours ce que la nature fait en plusieurs mois. Sauf que ces olives n'ont plus rien à voir avec le fruit mûri lentement sur l'arbre. Texture caoutchouteuse, goût de plastique, odeur peu agréable, on est loin du délicieux petit fruit gorgé de soleil que l'on aime à déguster !

UNE TECHNIQUE POUR LES REPÉRER

Pour repérer ces fausses olives noires dans les rayons, il suffit de vérifier la présence de la mention « olives noires confites » ou de gluconate ferreux (E579) dans la liste des ingrédients. Un aspect trop lisse et trop uniforme des fruits doit aussi vous alerter. Le pire : alors que les traitements subis détruisent la majorité des composants bénéfiques pour la santé contenus dans l'olive (polyphénols, etc.), certains industriels n'hésitent pas à faire passer leurs ingrédients pour des alicaments. Tramier, par exemple, indique sur les bocaux de ses olives noires confites : « cuivre et fer : aident au bon fonctionnement immunitaire (cuivre) et à réduire la fatigue (fer)

Encore une fois, regardez la liste des ingrédients de vos aliments, vous aurez ainsi un minimum de contrôl sur ce que vous donner à votre corps.

Recettes saines

Bien-être by Lilie

Lasagnes chèvre courgettes

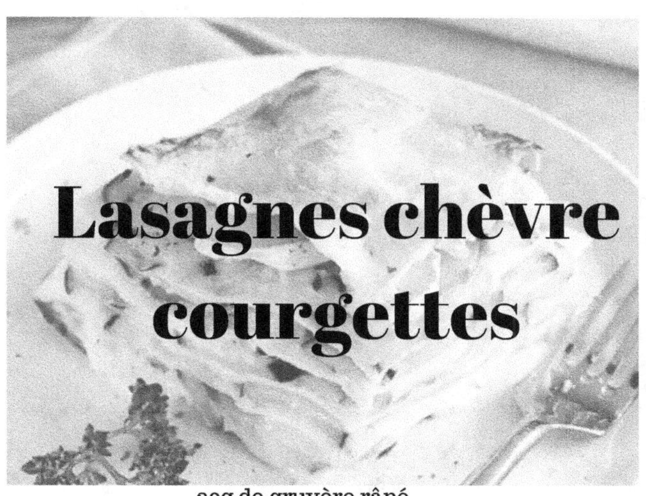

- 30g de gruyère râpé
- Sel
- Poivre
- Muscade
- 5 ou 6 plaques de lasagnes
- 1 c à s de Maïzena
- 5 ou 6 fromages de chèvre frais
- 25 cl de lait
- 2 grosses courgettes (ou 3 petites)

Préparation : 15min
Cuisson : 25min

Préchauffer le four à thermostat 6 (180°C).

Laver les courgettes, les râper avec une grosse grille. Faire revenir 15 mn à feu doux dans une poêle.

Ajouter les chèvres frais, saler et poivrer.
Mettre les pâtes à cuire.

Faire une béchamel légère :
Porter à ébullition le lait et ajouter la Maïzena, mélanger à feu doux pour que la sauce prenne, saler, poivrer et ajouter la muscade.

Dans un plat, alterner la sauce, les plaques de lasagnes, les courgettes, terminer par la sauce. Parsemer de gruyère.

Enfourner 20 à 25 mn.

Purée patate douce healthy

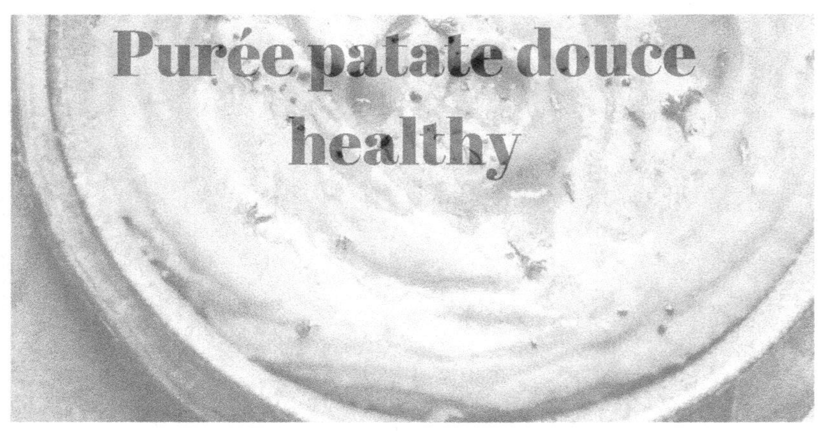

2 portions de purée patate douce, la recette complète
en plusieurs étapes pour vous délecter de ce légume
idéal pour la perte de poids ou la prise de masse.
Ingrédients de la recette de purée patate douce:
500 g de patates douces
4 cuillères à soupe de lait végétal (lait de coco, lait de
soja, lait d'amande...)
2 cuillères à soupe d'huile d'olive
sel
Quelques flocons de piment

Préparation de la recette purée patate douce :

Éplucher et laver 500 g de patates douces et les couper
en gros morceaux. Cuire dans de l'eau bouillante salée
et cuire pendant 20-25 minutes.
Ensuite, égoutter et laisser cuire à la vapeur à feu très
doux dans une marmite ouverte.
Faire bouillir 4 cuillères à soupe de lait, 2 cuillères à
soupe de beurre, un peu de sel, et 1 pincée de flocons de
piment.
Hachez finement les patates douces avec le fouet du
batteur.
Incorporez le mélange de lait bouillant, si nécessaire,
assaisonner avec.
Pour finir dégustez, bon appétit !

Pain à la banane

idéal petit déjeuner

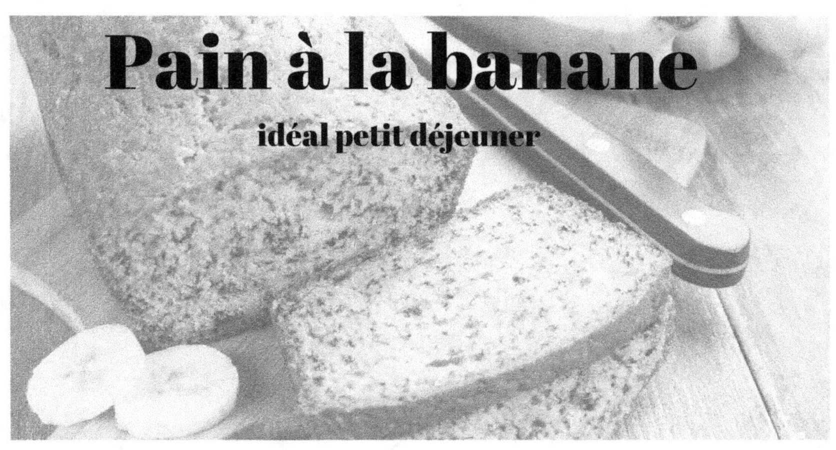

bananes (petites)3
noisette en poudre (ou poudre d'amande)50 g
beurre (+ extra)124 g
oeufs 3
sucre 125 g
farine 200 g
levure chimique ½ sachet
jus de citron 2 c à s
sel 1 pincée

Préparation

1
Beurrez un moule à cake, puis saupoudrez-le de poudre de noisette (ou d'amande). Réservez. Préchauffez le four à 180° C.

2
Fouettez ensemble le beurre et le sucre jusqu'à obtention d'un mélange mousseux.

3
Mettez une pincée de sel dans les blancs d'œuf et montez-les en neige. Incorporez les jaunes un à un dans le mélange beurre/sucre. Fouettez jusqu'à obtention d'une masse mousseuse.

4
Mélangez la farine, la levure et la poudre de noisette (ou d'amande). Tamisez le tout sur le mélange beurre/sucre. Mélangez pour obtenir une pâte bien lisse.

5
Ecrasez la chair des bananes. Ajoutez le jus de citron. Incorporez le tout à la pâte.

6
Incorporez précautionneusement les blancs en neige à la préparation.

7
Versez la pâte dans le moule. Lissez en surface. Faites cuire 45 mn. Démoulez et laissez refroidir sur une grille.

Porridge garni aux fruits

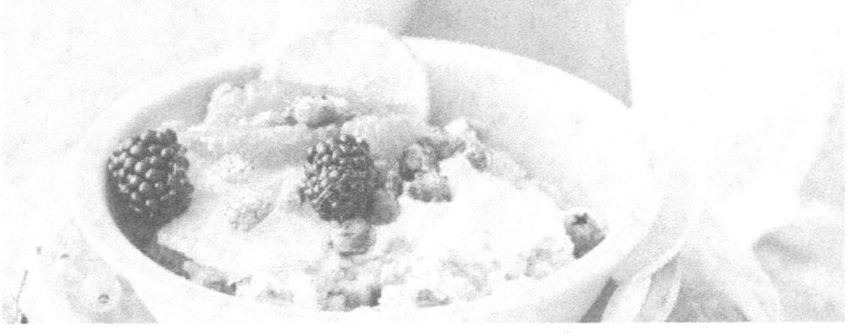

flocons d'avoine120 g
lait (lait d'avoine, de soja ou d'amande)72 cl
citron vert1
pamplemousse rose1
pamplemousse jaune1
mûres1 ravier
fruits des bois1 ravier
yaourt grec25 cl
mûres (blanches séchées)4 c à s
sirop de gingembre (miel ou sirop d'agave)

1
A feu doux, faites cuire les flocons d'avoine dans le lait choisi, selon les indications de l'emballage.

2
Détaillez la moitié du citron en 4 très fines tranches et l'autre moitié, pelée, en petits dés.

3
Pelez les pamplemousses, séparez-en les segments, éliminez-en la peau et taillez la chair en morceaux. Rincez les mûres noires et les fruits des bois.

4
Servez le porridge avec du yaourt et des morceaux de citron vert. Garnissez-les des fruits frais et de mûres séchées.

5
Arrosez le tout d'un filet de sirop de gingembre. Décorez d'une rondelle de citron vert.

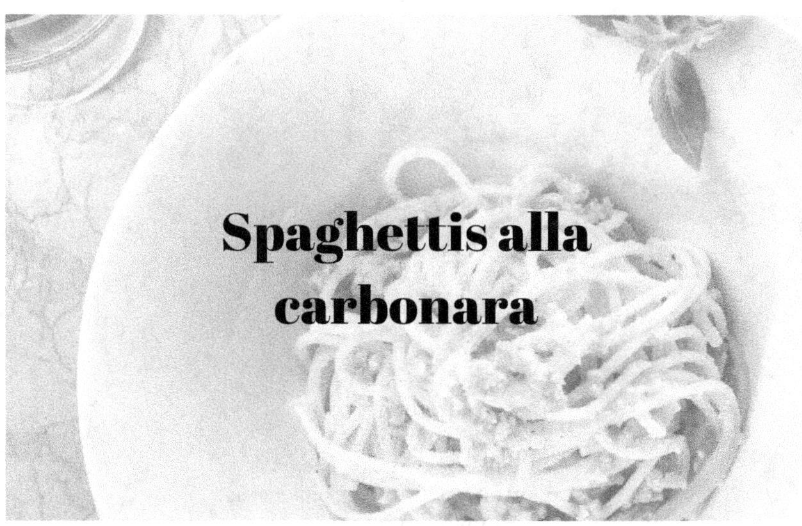

Spaghettis alla carbonara

Ingrédients pour 4 personnes

spaghettis400 g
huile d'olive2 c à s
lardons fumés150 g
oeufs4
parmesan râpé150 g
persil plat (ciselé)2 c à s

Préparation

1

Faites cuire les spaghettis dans une grande quantité d'eau bouillante salée, en suivant les instructions sur l'emballage et égouttez-les en récupérant env. 20 cl de leur eau de cuisson. Reversez les pâtes dans la casserole, mélangez-les avec l'huile et réservez-les au chaud.

2

Faites sauter les lardons à la poêle, sans matière grasse, de façon à ce qu'ils soient bien croquants et épongez-les sur du papier absorbant.

3

Battez les œufs dans un bol, versez-les dans la casserole de pâtes, ajoutez les lardons, la moitié du parmesan et l'eau de cuisson des pâtes réservée, salez légèrement et poivrez.

1.

2. 4

Mélangez, à feu moyen, jusqu'à obtention d'une sauce bien crémeuse. Répartissez le tout dans des assiettes creuses, parsemez de persil et du reste du parmesan et servez.

variante

1

Déglacez la poêle de cuisson des lardons avec 10 cl de vin blanc sec, laissez-le réduire de moitié et ajoutez-le à la dernière minute aux pâtes.

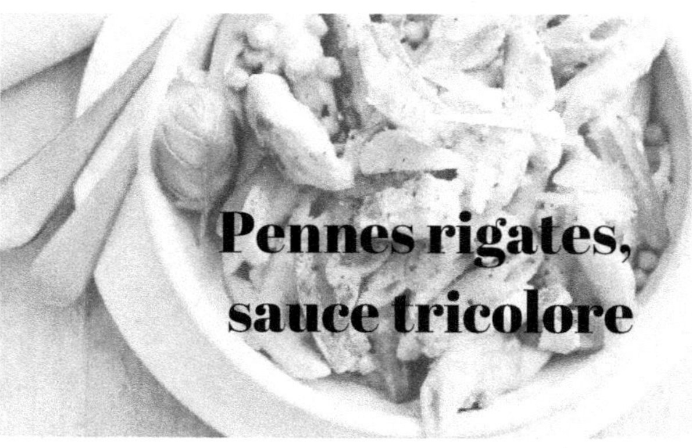

Ingrédients pour
4 personnes
penne (rigates)400 g
poivrons grillés (en conserve)2
mascarpone250 g
lait20 cl
poivre de Cayenne1 c à c
poivron rouge1
poulet (en lanières)500 g
beurre (pour la cuisson)
huile d'olive (pour la cuisson)
petit pois200 g
copeaux de parmesan50 g
sel
poivre

préparation
1
Faites cuire les pennes à l'eau bouillante salée, en suivant les indications sur l'emballage. Mixez les poivrons grillés avec le mascarpone, le lait et le poivre de Cayenne, salez et poivrez. Versez dans une poêle et faites chauffer, à feu doux.
2
Coupez le poivron en lanières et faites-les revenir, dans du beurre et de l'huile, avec les lanières de poulet. Salez et poivrez. Faites blanchir les petits pois, 3 mn, à l'eau bouillante salée. Egouttez-les.
3
Egouttez les pennes et versez-les dans la poêle avec la sauce au mascarpone et réchauffez, à feu doux.
4
Dressez les pennes sur les assiettes et ajoutez les lanières de poulet, de poivrons et les petits pois. Servez avec des copeaux de parmesan par-dessus.

Poke bowl exotique au saumon, sauce au citron

Ingrédients pour
4 personnes
saumon fumé400 g
sauce soja4 c à s
jus de pamplemousse4 c à s
jus de citron6 c à s
vinaigre de riz1 c à s
riz complet120 g
coeur de salade (iceberg)1
radis botte
jeunes oignons2
graine de sésame2 c à s
avocat1
carottes râpées100 g
Poivre

préparation
1
Coupez le saumon fumé en assez petits dés et versez-le dans un plat. Dans un bol, mélangez la sauce soja, le jus de pamplemousse, 2 c à s de jus de citron, le vinaigre de riz et du poivre. Ajoutez 1/3 de cette vinaigrette au saumon, mélangez, couvrez et laissez mariner, 30 mn, au frigo.
2
Entre-temps, faites cuire le riz en suivant les instructions sur l'emballage, égouttez-le et laissez-le refroidir.
3
Nettoyez la salade et coupez-la en lanières. Lavez les radis, séchez-les et émincez-les. Nettoyez les jeunes oignons et coupez-les en fines rondelles.4
Faites rapidement griller les graines de sésame dans une poêle sans matière grasse. Coupez l'avocat en deux dans la longueur, dénoyautez-le, coupez la chair en fines tranches et aspergez-la du reste du jus de citron.
5
Répartissez joliment tous les ingrédients dans des assiettes creuses ou dans des coupes, aspergez du reste de la vinaigrette, parsemez de graines de sésame grillées et servez sans tarder.

Salade de pâtes aux tomates cerises, poulet et concombre

Ingrédients pour 4 personnes

tomates 200 g
penne 300 g
concombre 1
jeunes oignons 2
blanc de poulet 400 g
paprika fumé 1 c à s
huile de maïs 4 c à s
graines de courge 50 g
vinaigre balsamique blanc 2 c à s
feta 150 g
sel, poivre

1
Faites cuire les pennes dans une grande quantité d'eau bouillante salée, en suivant les indications sur l'emballage, égouttez-les et laissez-les tiédir.

2
Lavez les tomates et le concombre, épépinez-les et coupez-en la chair en dés de même taille. Nettoyez et émincez les jeunes oignons.

3
Coupez les blancs de poulet en dés de la taille d'une bouchée, saupoudrez-les de paprika fumé, de sel et de poivre et faites-le sauter au wok, dans 2 c à s d'huile. D'autre part, faites rapidement griller les pépins de courge dans une poêle sans matière grasse.

4
Dans un saladier, mélangez le reste de l'huile, le vinaigre, du sel et du poivre. Ajoutez-y les pâtes, les tomates, le concombre, les jeunes oignons et les pépins de courge. Emiettez la feta par-dessus, mélangez, répartissez dans des assiettes et servez.

Aubergines farcies à la feta

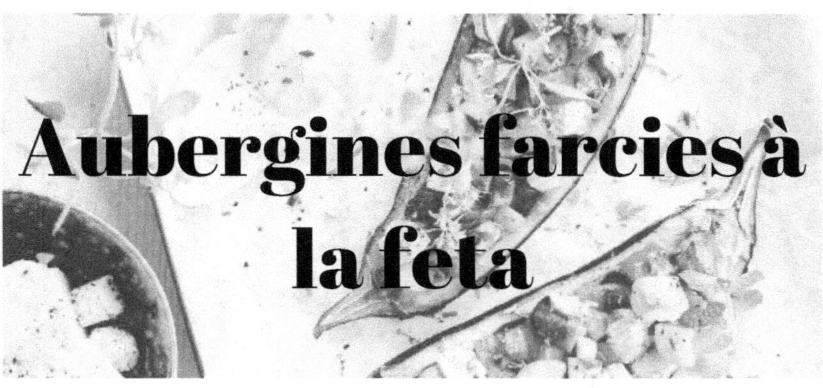

Ingrédients pour 4 personnes
pommes de terre grenailles200 g
poivron rouge1
poivron vert1
tomates2
jeunes oignons3
feta200 g
origan frais (haché)2 c à s
persil (haché)2 c à s
ail1 gousse
huile d'olive3 c à s
aubergines2
sel et poivre

préparation
1
Préchauffez le four à 180 °C. Lavez les grenailles et faites-les blanchir, 10 min, avec leur peau,
à l'eau salée. Entre-temps, détaillez les poivrons et les tomates en cubes. Coupez les jeunes
oignons en rondelles et la feta en cubes de 1 cm.
2
Laissez les pommes de terre refroidir et coupez-les en cubes de 1 cm. Dans un saladier,
mélangez tous les légumes coupés, les grenailles et la feta. Parsemez des herbes hachées.
Pressez la gousse d'ail, salez, poivrez et arrosez le tout d'huile d'olive. Mélangez
délicatement.
3
Coupez les aubergines en 2 dans le sens de la longueur. Évidez-les et laissez environ 1 cm de
chair. Détaillez la chair en cubes et ajoutez-les au mélange
4
Farcissez les aubergines du mélange et enfournez pour 35 min.
préparation

S'il vous reste de la farce, placez-la dans des petits bols et enfournez-les en même temps que
les aubergines, parfait pour en ajouter un peu.
de légumes.

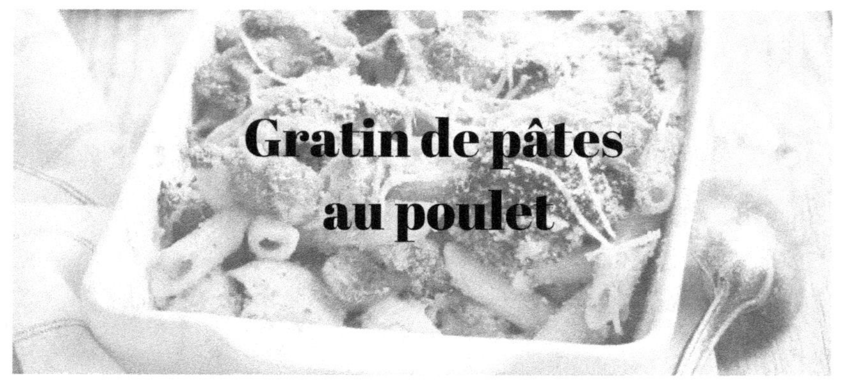

Gratin de pâtes au poulet

Ingrédients pour
4 personnes
tomates cerises 250 g
poulet 4 filets
brocoli 1
pennes 300 g
mascarpone 150 g
pesto rouge 4 c à s
basilic (haché) 2 c à s
chapelure 50 g
fromage râpé 50 g
huile d'olive 3 c à s
sel
poivre

préparation

1

Préchauffez le four à 200 °C. Rincez les tomates et coupez-les en deux.
Disposez-les dans un plat à four, ajoutez l'huile d'olive, salez et poivrez. Placez
le plat au milieu du four et faites cuire, 15 mn, jusqu'à ce que la peau des
tomates commence à s'ouvrir. Sortez le plat du four.

2

Coupez le poulet en dés et faites-les dorer dans unpeu de beurre. Rincez le
brocoli et détaillez-le en rosettes. Faites-les blanchir, 5 mn puis arrêtez la
cuisson sous un jet d'eau très froide.

3

Faites cuire les pennes al dente selon les indicationsde l'emballage. Égouttez
les pâtes et réservezquelques c à s d'eau de cuisson.

4

Dans un bol, mélangez le mascarpone, le pesto, le basilic et l'eau de cuisson des
pâtes. Ajoutez cemélange aux pennes et remuez. Salez et poivrez.

5

Disposez les dés de poulet cuits dans un plat à four badigeonné d'huile d'olive
et versez-y les pennes au mascarpone. Disposez ensuite les rosettes de brocoli
et les tomates cerises. Saupoudrez de chapelure et de fromage râpé et arrosez
d'huile d'olive. Faites cuire, 15 mn, à four chaud, jusqu'à ce que la chapelure et
le fromage forment une jolie croûte dorée.

Salade grecque classique à la feta

Ingrédients pour 4 personnes
ciabatta 1
laitue 1
tomates 4
oignons rouges 2
olive (mixtes) 200 g
feta 200 g
huile d'olive
vinaigre de vin blanc

Pour le tzatziki
concombre ½
ail 1 gousse
aneth 1 poignée
yaourt à la grecque 200 ml
huile d'olive
sel et poivre

préparation

1

Pour le tzatziki, rincez et râpez le concombre et laissez bien dégorger dans une passoire. Pelez et émincez la gousse d'ail. Hachez finement l'aneth. Mélangez le concombre avec le yaourt, l'ail, l'aneth et 2 c à s d'huile d'olive. Salez, poivrez et réservez au frais.

2

Coupez la ciabatta en tranches de 1 cm, badigeonnez-les d'huile d'olive et posez brièvement sur le gril.

3

Rincez la salade et essorez-la. Rincez les tomates et coupez-les en quartiers. Pelez les oignons rouges et détaillez-les en anneaux. Préparez la salade en mélangeant la laitue, la tomate, l'oignon rouge et les olives, et émiettez la feta par-dessus.

4

Préparez une vinaigrette en mélangeant 2 c à s d'huile d'olive et 1 c à s de vinaigre de vin blanc. Salez et poivrez. Assaisonnez la salade avec la sauce et servez avec les morceaux de pain grillé et le tzatziki.

Quiche aux patates douces, feta et pesto

Ingrédients pour 4 personnes
patates douces 3
pâte feuilletée (prête à l'emploi) 1 rouleau
feta 165 g
pignons de pin 3 c à s
jaune d'œuf (battu) 1
roquette 2 poignées
pesto (prêt à l'emploi) 3 c à s
sel et poivre

préparation

1

Préchauffez le four à 180 °C. Pelez les patates douces, coupez-les en cubes et faites-les cuire, 10 mn, à l'eau légèrement salée. Egouttez-les et laissez-les refroidir.

2

Posez la pâte dans le moule, sur du papier cuisson. Couvrez de patates douces, de feta et de pignons de pin.

3

Pliez les bords un peu et badigeonnez de jaune d'œuf. Salez, poivrez et faites cuire, 25 mn, à four chaud.

4

Servez avec le pesto et une poignée de roquette.

Exemple : 1 semaine de repas

LUNDI :
- Petit-déjeuner : Crêpes aux flocons d'avoine et au citron - Déjeuner : Taboulé de lentilles
- Dîner : Omelette fêta et tomates cerises

MARDI :
- Petit-déjeuner : Smoothie au thé matcha - Déjeuner : Chausson aux légumes
- Dîner : Taboulé de lentilles

MERCREDI :
- Petit-déjeuner : Cookie double chocolat saveur amande - Déjeuner : Poisson Cha Cha
- Dîner : Poêlée de blettes

JEUDI :

VENDREDI :
- Petit-déjeuner : Cookie double chocolat saveur amande - Déjeuner : Cabillaud au vin blanc
- Dîner : Poisson Cha Cha

SAMEDI :
- Petit-déjeuner : Muesli exotique
- Déjeuner : Soupe de nouilles et crevettes
- Dîner : Nouilles au poulet et aux concombres

DIMANCHE :
- Petit-déjeuner : Madeleine sans gluten - Déjeuner : Bol méditérranéen
- Dîner : Poêlée de blettes

COLLATIONS :
- Rose des sables sans sucre

Crêpes aux flocons d'avoine et citron

Pour 2 personnes

Ingrédients pour la pâte: -
- 3 bananes, demi-citron (zeste
- 4 cuillères à soupe de miel- 1 œuf
- 100 g de flocons d'avoine- 1cuillère à soupe de graines
- 150 ml de boisson aux amandesde chia
- 1cuillère à thé de levure - huile de coco
chimique- sel

Préparation :

- Écrasez 2 bananes et mélangez-les avec 2 cuillères à soupe de miel, les flocons d'avoine, la boisson aux amandes, la levure chimique, le zeste de citron, l'œuf et les graines de chia dans blender.

- Mixez jusqu'à l'obtention d'une pâte lisse et laissez reposer pendant environ 10 minutes pour l'épaissir.

- Chauffez un peu d'huile de noix de coco dans une poêle anti-adhésive. Une fois la poêle bien chaude, faites-y
cuire les petites crêpes pendant environ 3 minutes jusqu'à ce qu'elles soient dorées des deux côtés.

Servez avec des tranches de banane et du miel.

———

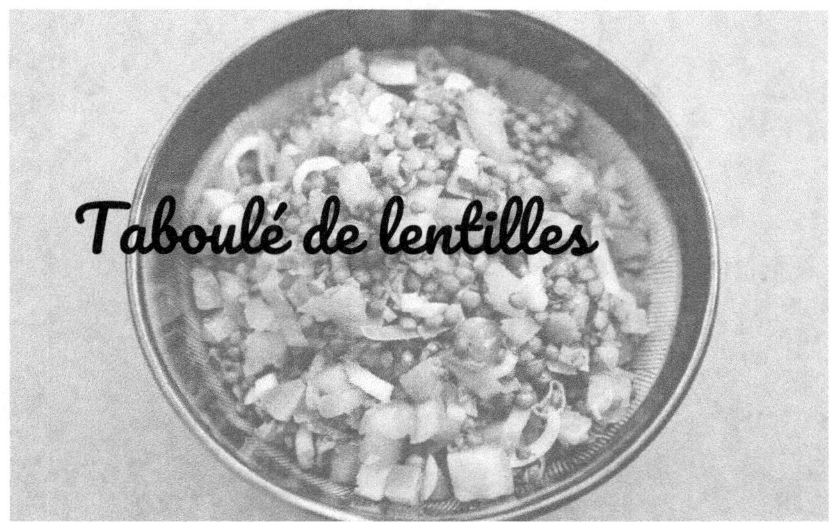

Taboulé de lentilles

Pour 3 personnes

Ingrédients :
- 200g de lentilles
- 1 oignon vert
- 200g de tomates
- 1 bouquet de persil plat
- 1 bouquet de menthe
- Huile d'olive
- 1 citron

Préparation :

- Rincer les lentilles, puis les cuire dans une grande quantité d'eau salée jusqu'à ce qu'elles soient tendres.
- Égoutter et laisser refroidir.
- Couper et trancher finement les oignons de printemps, couper les tomates en deux, puis hacher finement les herbes.
- Mélanger les lentilles refroidies avec les oignons de printemps, les tomates, les herbes et 4 cuillères à soupe d'huile.
- Ajouter le jus de citron au goût, assaisonner de sel et de poivre noir, puis servir.

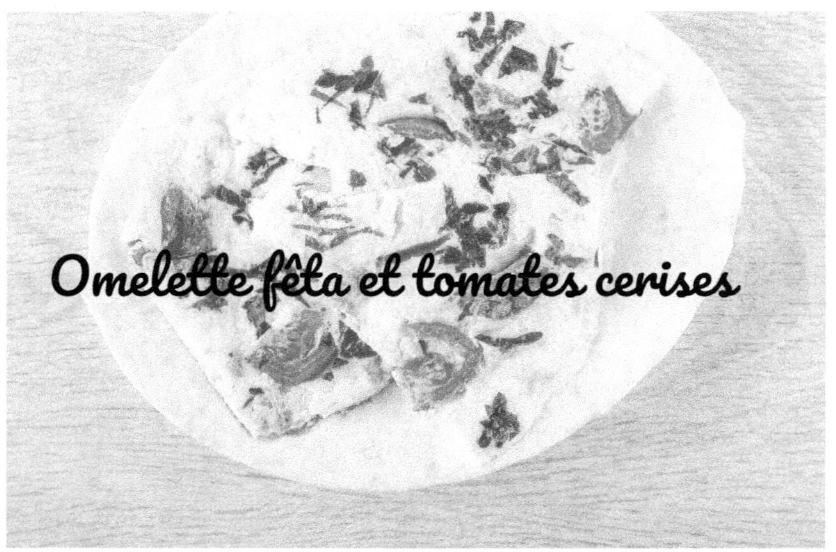

Omelette fêta et tomates cerises

Ingrédients :
- 5 œufs
- 100g de fêta
- 200g de tomates cerises
- Du persil frais

- 3 càs d'huile d'olive
- Du sel
- Du poivre
- De l'ail en poudre ou 1 gousse

Pour 4 personnes

Préparation :
   - Faites revenir les tomates cerise dans une poêle à feu doux avec l'huile d'olive pendant 3 à 4 minutes
- Dans un bol, cassez les œufs et assaisonnez-les avec le sel, le poivre et l'ail avant de battre
   - Versez les œufs dans la poêle et couvrez la poêle afin que le dessus de l'omelette cuise sur le dessus également
- Juste avant que l'omelette soit prête, émiettez la fêta sur le dessus
- Laissez cuire 1 minute de plus et sortez l'omelette de la poêle
- Parsemez de persil frais
- Dégustez

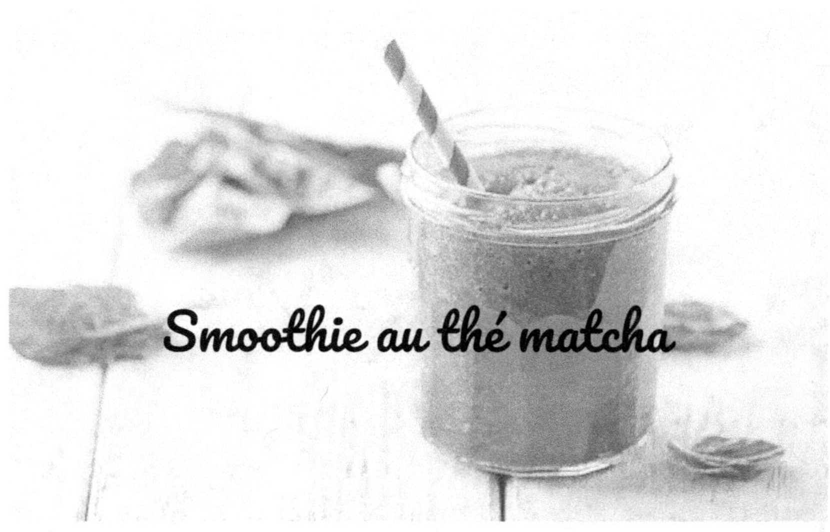

Smoothie au thé matcha

Pour 4 personnes

Ingrédients :
- 4 bananes
- 2 avocat
- 30 g de thé matcha en poudre
- 450 grammes de pousses
d'épinards
- 480 g de lait d'amandes
- Glace pilée

Préparation :

- Dans un mixeur, ajoutez tous les ingrédients.
- Mixez et c'est prêt !

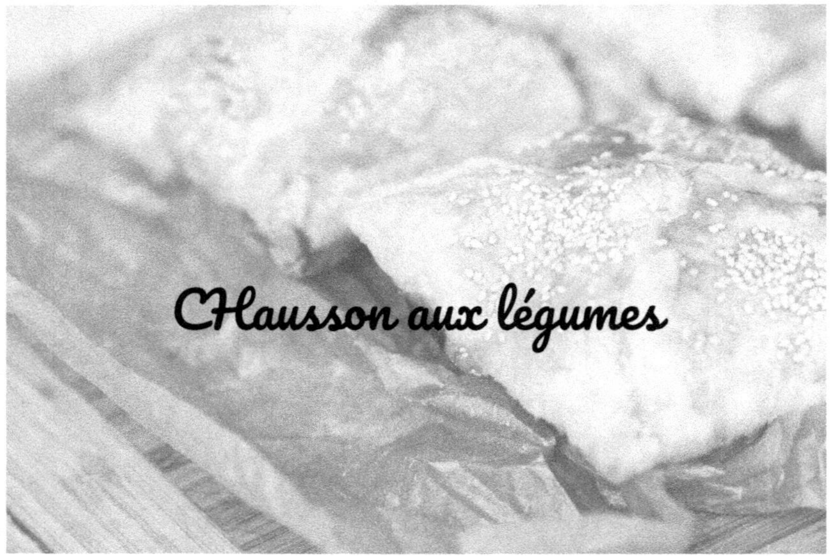

Ingrédients :
- 1 pâte feuilletée rectangulaire - 50g de fromage râpé (végétal ou non)
- 150g de courgettes- 150g d'asperges
- 150g d'aubergines- 150g de poivron rouge

Préparation :

-Préchauffez votre four à 200°C
- Lavez et séchez les légumes
- Coupez l'aubergine en cubes d'environ 1cm
        - Faites chauffer un peu d'huile d'olive dans une poêle et faire revenir l'aubergine à feu doux pendant 10 minutes
        - Retirez la pointe du poivrons et les graines. Coupez en petits cubes. Ajoutez dans la poêle avec l'aubergine et remuez pendant 5 minutes
- Coupez les asperges. Retirer la partie dure et blanche. Ajoutez dans la poêle, remuez et laissez cuire 5 minutes
- Coupez les courgettes en cube d'1cm et les mettre dans la poêle. Remuez et laissez cuire 5 minutes
- Retirez les légumes du feu et attendre qu'ils refroidissent complètement
- Étalez la pâte feuilletée sur du papier sulfurisé et divisez-la en 3 parts égales sans la couper
        - Coupez des bandes diagonales dans les parties droite et gauche de la pâte feuilletée, en laissant intacte la partie centrale, où vous placerez la garniture
        - Étalez la moitié du fromage râpé le long de la partie centrale de la pâte feuilletée et, sur le fromage, posez les légumes sautés et froids sans atteindre les bords supérieur et inférieur. Saupoudrez d'origan
        - Fermez la pâte feuilletée sous la forme d'une tresse, en alternant les bandes de pâte feuilletée du côté gauche avec celles de droite sur la garniture
- Battez l'œuf et badigeonnez la tresse et recouvrez avec le reste de fromage
- Laissez cuire au four pendant 20 minutes, jusqu'à ce qu'elle soit dorée à 200°C en chaleur tournante

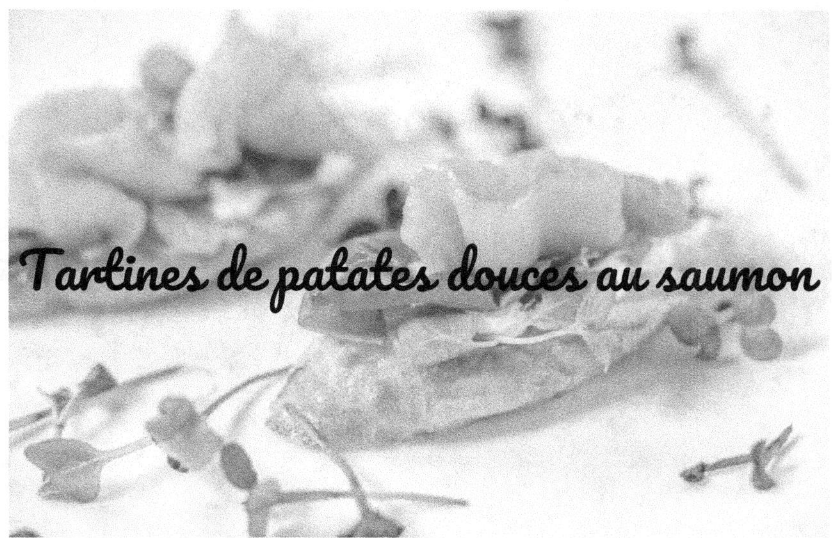

Ingrédients pour la pâte:
- 2 patates douces
   - 150 grammes de fromage blanc 0%
- poivre, sel
- 1 citron

- 1 cuillère à café de curry
- 1 échalote
- 4 tranches de saumon fumé

Préparation :
- Laver les patates douces et les piquer
- Les enfourner pendant 30 à 40min a 180°C.
- Battre le fromage blanc 0%, ajouter le jus de citron, le curry, l'échalote, une pincée de poivre et de sel. - Découper le saumon fumé en lamelles.
- Sortir les patates du four et les couper en tranches de 1 cm d'épaisseur
- Sur chaque tranche, tartiner le mélange de fromage blanc.
- Ajouter une lamelle de saumon fumé sur le dessus.
- Possibilité d'ajouter de la décoration (persil, tomates cerises, olives noires, maïs...)

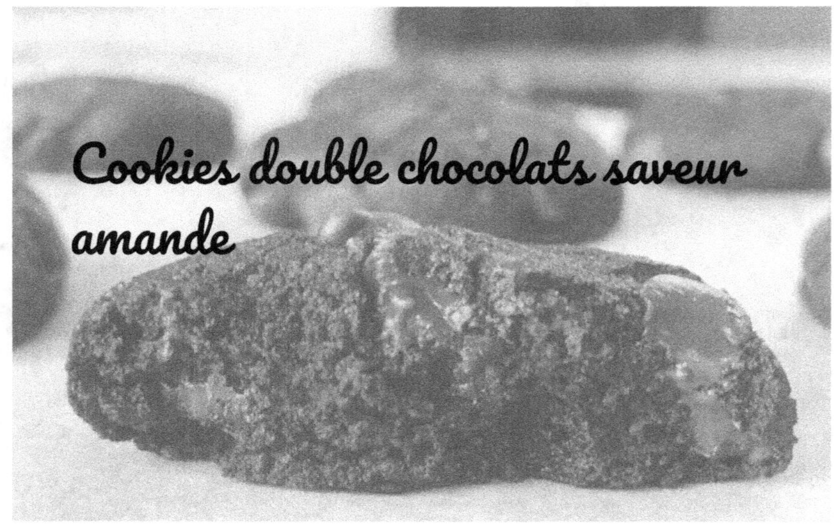

Cookies double chocolats saveur amande

Pour 4 personnes

Ingrédients :
- 10g de farine de noix de coco- 1 pincée de sel
- 1cuillère à soupe de protéine de Chocolat - 1 cuillère à soupe de sirop d'agave en poudre- 30g de beurre d'amande
- 1 cuillère à soupe de cacao en poudre- 30ml de lait d'amande
- 12g de sucre de coco- 15g de mini pépites de chocolat
- 1 pincée de bicarbonate de soude

Préparation :
- Préchauffer le four à 180°C.
- Préparer une plaque de cuisson en la recouvrant de papier sulfurisé.
- Mélanger les sept premiers ingrédients dans un petit bol.
- Ajouter le beurre d'amande et remuer jusqu'à ce qu'il soit bien réparti.
- Ajouter le lait et les pépites de chocolat.
- Façonner des boules et les aplatir à l'épaisseur désirée.
- Cuire au four de 6 à 10 minutes, en prenant soin de ne pas trop cuire.

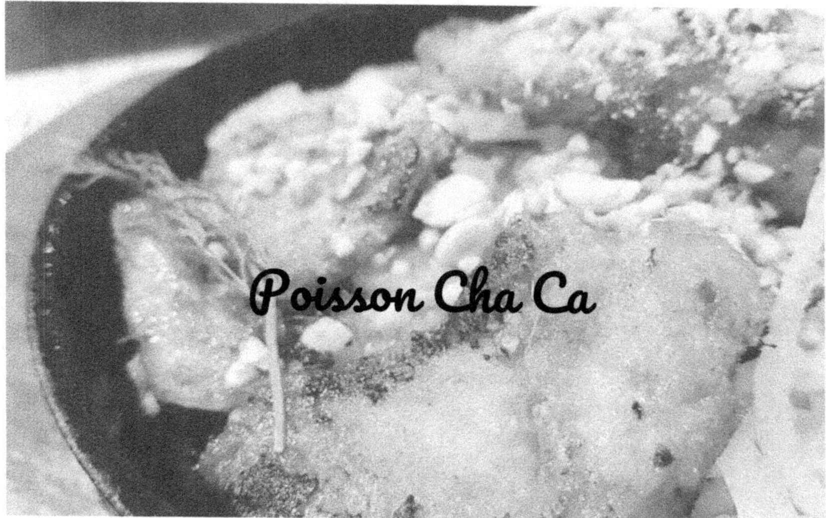

Pour 4 personnes

Ingrédients :Ingrédients pour la marinade :
- 4 pavés de queue de lotte (ou de lieu jaune)- 6 brins d'aneth
- 1 oignon- 6 brins de coriandre
- 2 échalotes- 1 gousse d'ail
- 1/2 botte de coriandre- 1 échalote
- 1 botte d'aneth- 2cm de gingembre frais
- 1 piment rouge- 1/2 jus de citron vert
- 2 cuillère à soupe de cacahuètes grillées- 3 cuillère à soupe de nuoc-mâm
- 6 cuillères à soupe d'huile végétale- 1 cuillère à café de curcuma en poudre
- Poivre

Préparation :

- Pour la marinade : Effeuiller et hacher l'aneth et la coriandre. Peler et hacher finement l'ail, l'échalote et le gingembre. Mélanger ensuite tous les ingrédients de la marinade dans un bol. Disposer le poisson dans un plat et le rouler dans la marinade. Laisser reposer au réfrigérateur pendant au moins 4h.
- La garniture : Éplucher et émincer l'oignon et les échalotes. Effeuiller la coriandre et l'aneth. retirer le pédoncule du piment, émincer le finement en biais. Concasser grossièrement les cacahuètes.
- Dans une poêle, faire revenir à feu doux l'oignon et les échalotes avec la moitié de l'huile jusqu'à ce que les légumes aient fondu et deviennent translucides. Réserver.
- Retirer le poisson de la marinade. Faire chauffer le reste d'huile dans une poêle, puis faire dorer les pavés de poisson après les avoir généreusement poivrés. Compter 3/4 minutes de cuisson de chaque côté.
- Disposer le poisson grillé sur un plat, faire réchauffer l'oignon et les échalotes dans la poêle durant 1/2 minutes. Couper le feu et ajouter le piment et les herbes. Disposer cette garniture sur le poisson et parsemer de cacahuètes. À servir avec un riz blanc.

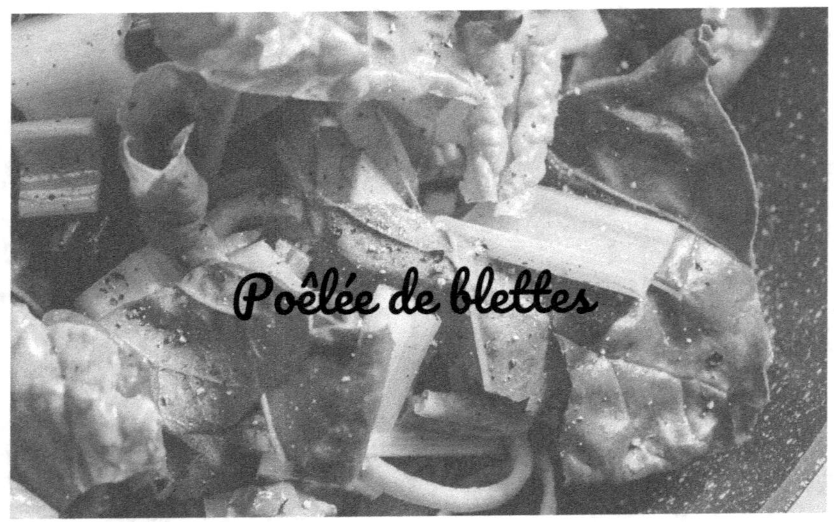

<h1 style="text-align:center">Poêlée de blettes</h1>

Ingrédients :
- 2 gros bouquets de blettes
- 2 càs d'huile d'olive
    - 3 gousses d'ail, hachées finement
- 1 gros oignon, coupé en dés
- ½ càc de sel
- une pincée de thym et de muscade secs
- Du poivre
- 2 càc de vinaigre balsamique (facultatif)

Préparation :
- Nettoyer les blettes
- Empilez-les sur la surface de travail
- Retirez les tiges et réservez
- Coupez grossièrement les feuilles en morceaux d'environ 2 cm de largeur
- Transférez les feuilles hachées dans une essoreuse à salade remplie d'eau
- Égouttez, répétez le lavage si nécessaire et essorez
- Rincez et hachez les tiges (environ la même taille que l'oignon en dés)
- Chauffez l'huile dans une grande poêle épaisse à feu moyen-élevé.
    - Ajoutez les tiges hachées, l'ail, l'oignon, le sel, le thym, la muscade et le poivre et cuire en remuant souvent jusqu'à ce que les oignons commencent à dorer, 6 à 8 minutes
- Ajoutez les feuilles de blettes nettoyées et hachées, 2 càs d'eau et couvrez.
- Laissez flétrir 2 à 4 minutes.
    - Retirez le couvercle et poursuivez la cuisson en remuant de temps en temps jusqu'à ce que les blettes soient complètement fanées et ramollies, de 1 à 3 minutes
- Retirez du feu et arrosez de vinaigre balsamique si vous en utilisez.

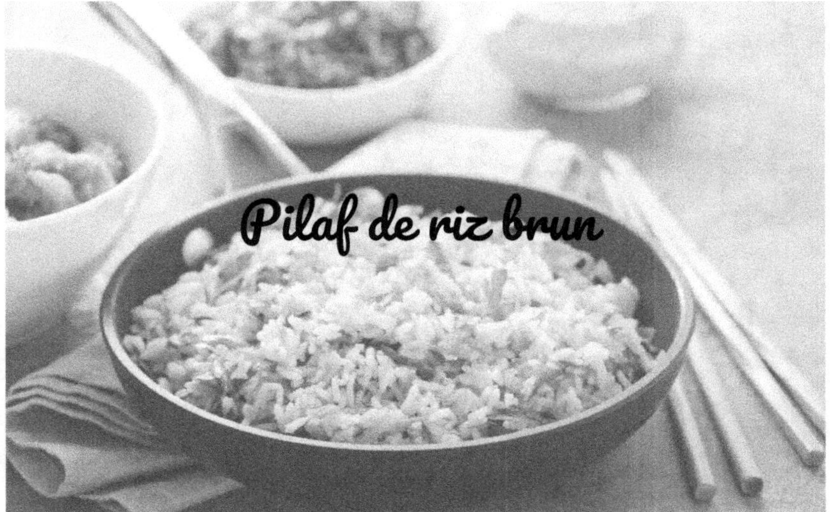

Pour 4 personnes

Ingrédients :
- Riz brun- 2 branche de persil
- 2 cuillères à café d'huile d'olive- 2 cuillères à café de zeste de citron
- 1 oignon jaune- Sel
- 1 carotte- Poivre
- 1 gousse d'ail

Préparation :
- Cuire le riz selon les instructions sur l'emballage, avec du sel, de l'huile et les zestes de citron
    - Pendant la cuisson du riz, chauffer l'huile dans une grande poêle antiadhésive à feu moyen. Ajouter l'oignon et la carotte; cuire, en remuant de temps en temps jusqu'à tendreté (environ 5 minutes). Ajouter l'ail et cuire jusqu'à ce qu'il parfume (environ 1 minute). Retirer du feu; incorporer le persil, le sel et le poivre.
- Placer le riz cuit dans un grand bol et le mélanger à la fourchette.
- Ajouter le mélange d'oignons et bien mélanger.

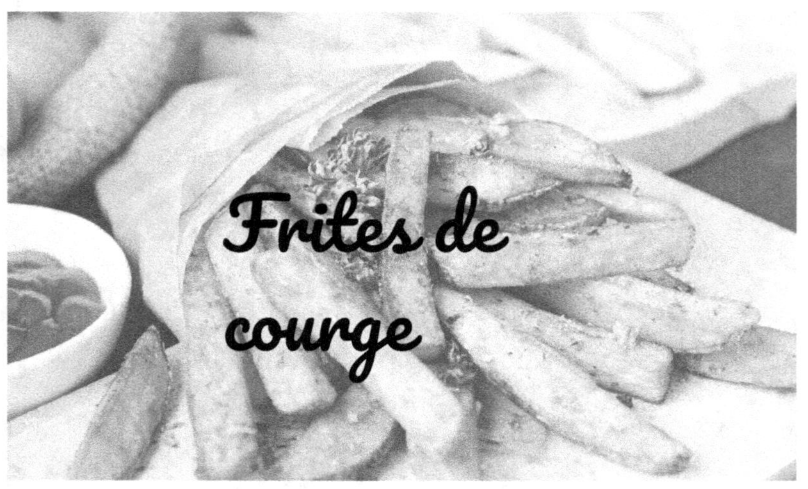

Ingrédients :

- 1 courge pelée et coupée en bâtonnets
- 3 càs de fécule de maïs
- 3 càs d'huile d'olive
- 1/2 càc d'ail en poudre
- 1/2 càc de paprika
- 1/2 càc de thym séché
- Du sel
- Du poivre

Préparation :

- Préchauffez le four à 220°
- Placez vos bâtonnets de courge dans un grand bol et séchez-les avec une serviette en papier (retirer l'humidité les rend + croustillantes)
- Ajoutez la fécule de maïs sur le dessus et utilisez vos mains pour les enrober complètement
- Remettre les frites dans le bol, ajoutez l'huile d'olive, la poudre d »ail, le paprika et le thym. Mélangez le tout pour répartir uniformément
- Transférez les frites sur une plaque de four recouverte de papier cuisson. Etalez-les une après l'autre avec un espacement suffisant pour qu'elles ne se touchent pas
- Cuire au four pendant 30 à 35 minutes en les retournant à mi-cuisson
- Régalez-vous avec notre mayonnaise vegan comme sauce

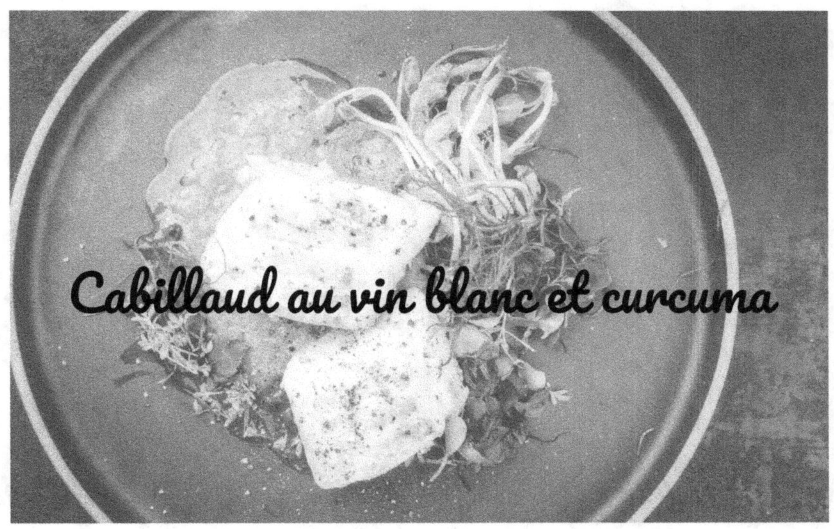

Pour 4 personnes

Ingrédients :- 4 filets de cabillaud
- 2 échalotes ciselées - 2 c. à soupe d'huile d'olive
- 4 c. à soupe de vinaigre de riz - Jus de citron
- 40cl de crème de soja- Quelques feuilles de roquettes
- 2 c. à café de curcuma- 40cl de vin blanc sec

Préparation :
- Dans une poêle, faites revenir l'échalote et le vinaigre de riz à feu doux
- Laisser réduire jusqu'à absorption complète du vinaigre
- Ajouter le vin blanc et faite cuire le tout 3 minutes
- Ajouter la crème et le curcuma
- Laisser cuire 5 minutes
   - Dans une poêle, faites cuire les filets de cabillaud dans un peu d'huile d'olive, 4 minutes de chaque côté
- C'est prêt !
- Arroser le poisson du jus de citron
- Déposer le poisson dans une assiette creuse avec sa sauce et la roquette
- Bon appétit !

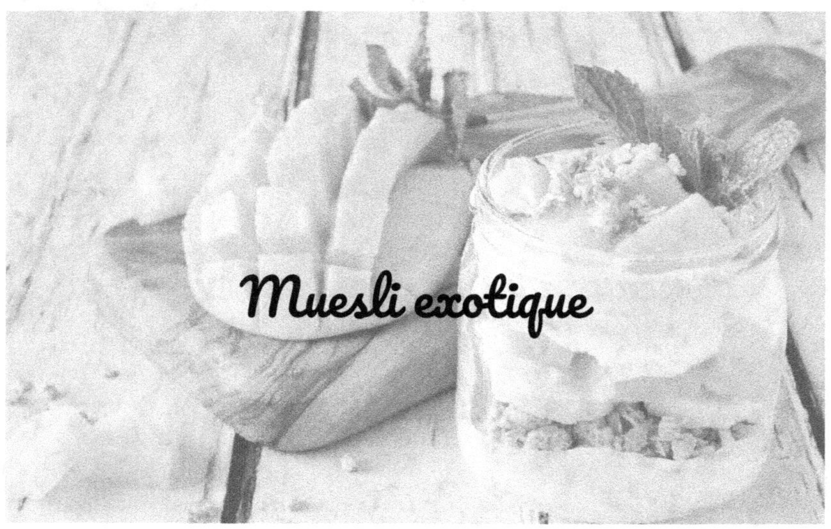

Pour 2 portions

Ingrédients :
- 200 g de mangue mûre- 300 g de yaourt au lait entier
- 1 banane- 4 cuillères à soupe d'avoine tendre
- 2 cuillères à soupe de jus de citron vert- graines de tournesol
- 2 c. À soupe de miel

Préparation :

- Faire griller les graines de tournesol dans une poêle jusqu'à ce qu'elles soient dorées. Mettre dans une assiette et faire refroidir.
- Éplucher la mangue et coupez les en dés 1 cm. Couper la banane en deux dans le sens de la longueur et la couper en demi-tranches. Arroser la moitié des fruits avec 1 cuillère à soupe de jus de citron vert dans un bol. Mettre les fruits restants avec 1 c. À soupe de jus de citron vert dans un grand récipient et les mettre en purée avec le bâtonnet.
- Mélanger la purée de fruits avec 1 cuillère à soupe de miel et de yaourt. Mélanger à l'avoine. Disposer avec les fruits restants et les graines de tournesol et servir avec un filet de miel

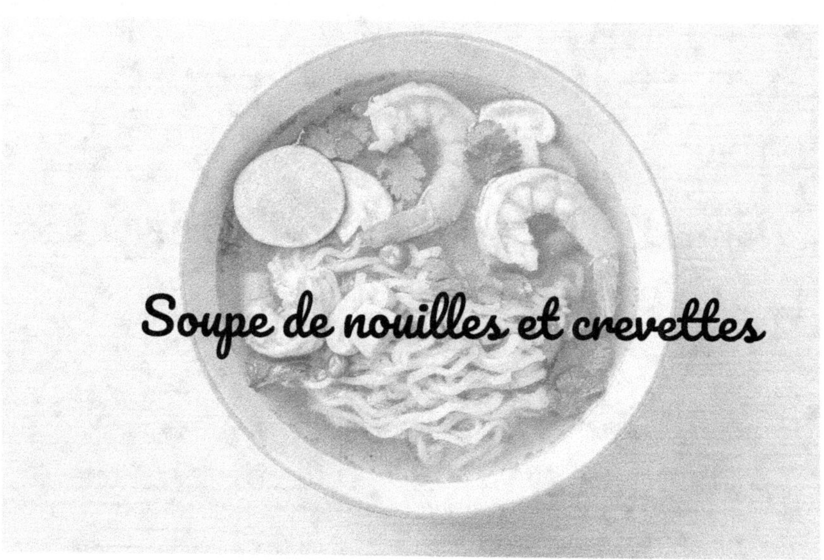

Soupe de nouilles et crevettes

Ingrédients :
- 4 oignons nouveaux- 1L de bouillon de volaille
- 1 bâton de citronnelle (facultatif)- 1 bok choy
- 2 gousses d'ail- 225g de crevettes décortiquées crues fraiches ou
- 2 poivrons rouges fraissurgelées (décongelées)
- Quelques brins de coriandre fraîche- 300g de vermicelles de riz tout préparés

Préparation :
- Coupez et émincez finement les oignons nouveaux. Tranchez finement la citronnelle (facultative), pelez et hachez finement l'ail.
- Évidez et tranchez finement le poivron.
- Portez le bouillon à ébullition dans une grande casserole puis faire réduire.
- Séparez les feuilles de bok choy (utilisez d'autres légumes verts ou des pois surgelés, si vous préférez), rincez-les et ajoutez-les au bouillon avec les crevettes, les oignons nouveaux, les poivrons, la citronnelle et l'ail.
- Cuire quelques minutes, jusqu'à ce que les crevettes soient devenues roses et que le bok choy se soit flétri.
- Répartir les vermicelles dans 4 bols et verser la soupe par-dessus.
- Répartir la coriandre sur le dessus et assaisonner avec du jus de soja et de citron vert

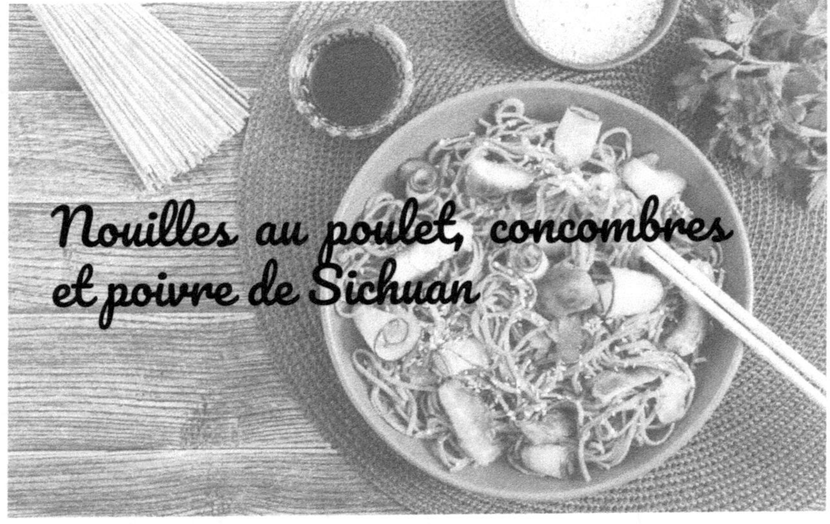

Pour 4 personnes

Ingrédients :
- 3 escalopes de poulet- 2 anis étoilés- 60ml de pâte de sésame
- 165ml de sauce soja sucré- 1 branche de cébette - 2 cuillère à soupe de sucre
- 15g de gingembre- 500g de nouilles- Coriandre, graines de sésames,
- 1cuillère à café de poivre de - 2 petits concombres
Sichuan - 1 cuillère à soupe de vinaigre de riz

Préparation :
- Mettre le poulet, la sauce soja, le gingembre, le poivre du Sichuan, l'anis étoilé et le scallion hachés dans une
poêle. Ajouter assez d'eau pour tout couvrir, puis porter à ébullition à feu moyen et cuire pendant 5 minutes.
- Retirer du feu et réserver 20 minutes. Réserver 2 cuillères à soupe de liquide, et retirer le poulet pour le
trancher.
- Entre-temps, cuire les nouilles selon les instructions du paquet, puis égoutter et rafraîchir dans de l'eau
glacée. Mélanger le concombre avec un peu de sel. Réserver 10 minutes pour enlever l'excès d'eau. Égoutter et
mélanger avec le vinaigre de riz.
- Mélanger avec la pâte de sésame, le vinaigre noir, le sucre, le liquide réservé et le reste de la sauce soja.
Mélanger la sauce avec les nouilles.
- Répartir les nouilles, le poulet et le concombre dans des bols. Garnir de coriandre et de graines de sésame.

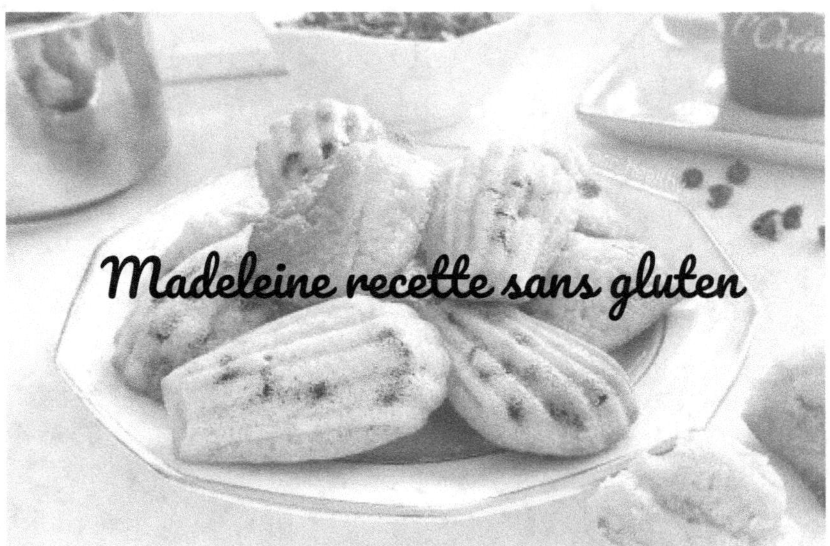

Ingrédients :

- 80g de farine T80- 4 cuillères à soupe de sirop d'agave
- 2 oeufs- 1/2 paquet de levure chimique
- 60g de purée d'amande- 60g de pépites de chocolat noir
- 60ml de lait d'amande

Préparation :

- Préchauffez le four à 180°C.
  - Dans un saladier mélangez la purée d'amande, le lait d'amande, le sirop d'agave et les oeufs.
- Puis, ajoutez la farine, la levure et les pépites de chocolat, remuez.
- Dans un moule à madeleine, versez le mélange.
- Faire cuire les madeleine pendant 10 minutes.

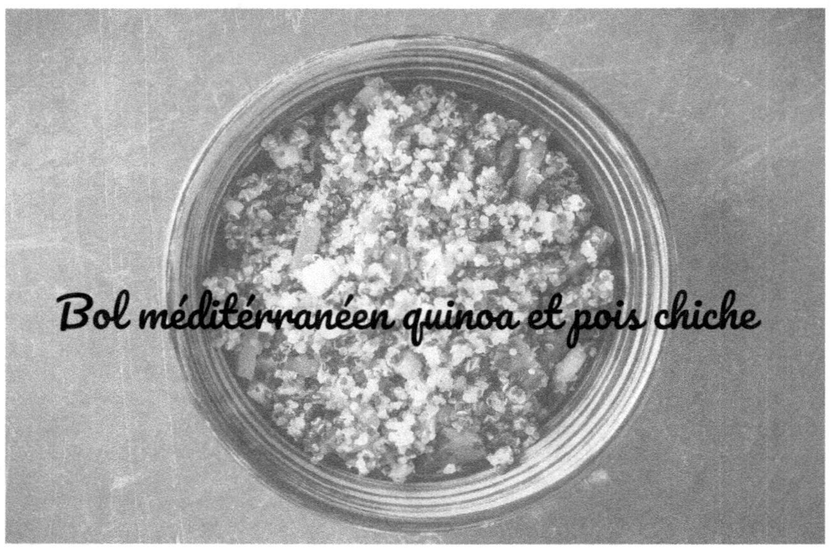

Bol méditérranéen quinoa et pois chiche

Ingrédients pour le steak :
- 1 pot de poivrons rouges rôtis- 1/2 càc de cumin moulu
- 30g d'amandes effilées - 250g de quinoa cuit
- 4 càs d'huile d'olive- Des olives noires hachées (à votre convenance)
- 1 gousse d'ail émincée- 1 oignon rouge finement haché
- 1 càc de paprika- 1 boîte de pois chiches rincés

Préparation :

- Placer les poivrons, les amandes, 2 cuillères à soupe d'huile, l'ail, le paprika et le cumin dans un robot culinaire. Réduire en purée jusqu'à ce que la texture soit assez lisse
  - Mélanger le quinoa, les olives, l'oignon rouge et les 2 cuillères à soupe d'huile restantes dans un bol moyen
  - Pour servir, répartir le mélange de quinoa dans 4 bols et garnir de quantités égales de pois chiches, de concombre et de sauce aux poivrons rouges. Saupoudrer de feta et de persil

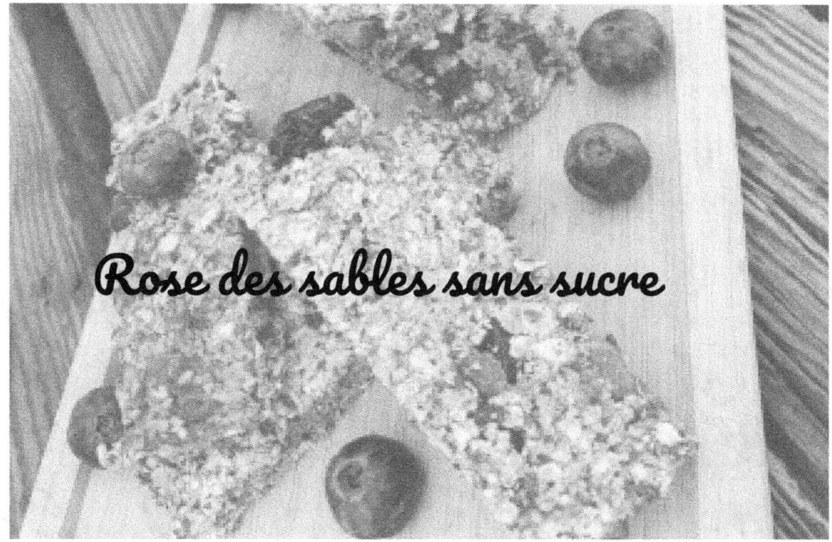

Ingrédients :
  - 300g de céréales sans sucre type cornflakes
- 1 tablette de chocolat noir sans sucre

Préparation :
  - Faites fondre le chocolat au micro ondes ou dans une casserole sur le feu en faisant très attention à ne pas le laisser brûler
- Laissez tempérer le chocolat, ajoutez les céréales et bien mélanger
  - Avec une cuillère à café, prélevez des portions du mélange et plaçez-les sur un plateau recouvert de papier sulfurisé
- Laissez refroidir au frigo pendant minimum 2h

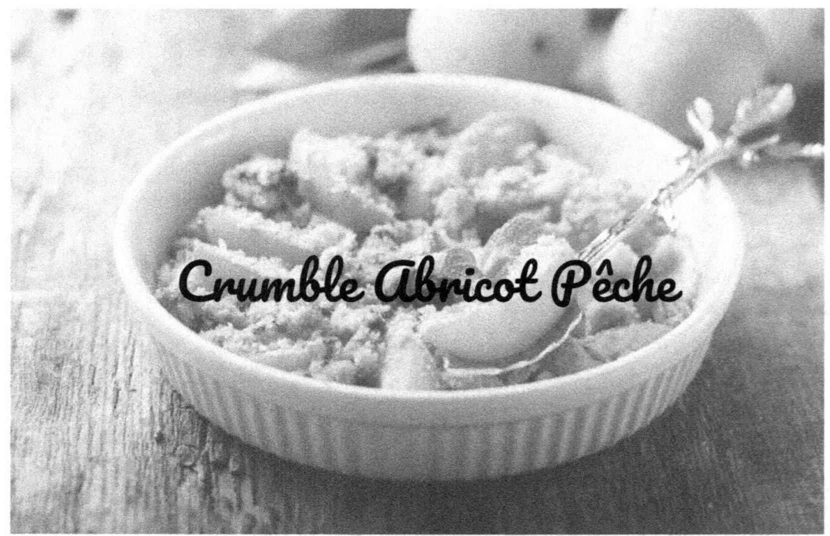

Pour 2 personnes

Ingrédients :
- 100 g de farine de riz complet
- 100 g de farine de châtaigne
- 100 g de poudre de cajou
- 120 g beurre de lait cru
- 1 pincée de cannelle
- 2 pêches et 4 abricots

Préparation :

Préchau ez le four à 180°. Préparez 4 ramequins avec un aérosol de cuisson ou du beurre. Placez-les sur une plaque à pâtisserie recouverte de papier d'aluminium ou de papier sulfurisé.

Pour faire la garniture : Découpez les abricots et les pêches en dés et mettez-les de côté.

Pour faire le crumble : mélangez du bout des doigts le sucre, le beurre et la farine

Versez 200g d'abricot et pêche dans chacun des ramequins. Garnissez chacun des ramequins de deux cuillères à soupe de garniture

Cuire au four jusqu'à ce que le jus bouillonne et que le crumble devienne doré, pendant environ 30-35 minutes. Laissez refroidir légèrement. Servir chaud.

Facultatif : dégustez avec une cuillerée de yaourt à la vanille ou de crème fouettée

MES RECETTES À MOINS DE 2 €

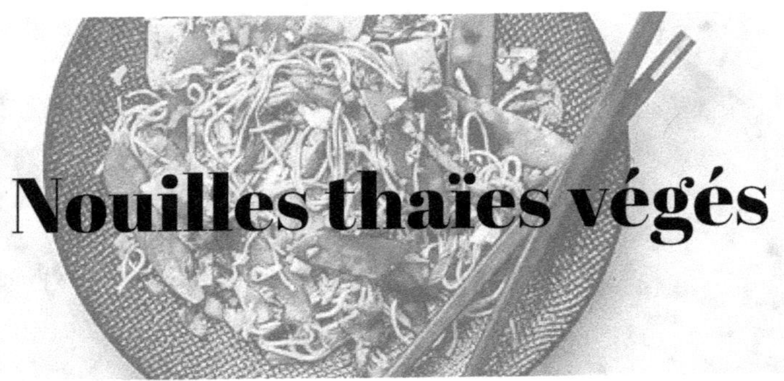

Nouilles thaïes végés

INGRÉDIENTS

- 300 g de nouilles de blé instantanées
- 2 carottes
- 200 g de haricots plats
- 200 g de tofu
- 1 filet d'huile d'olive
- 1/2 botte de basilic
- 3 branches de cive
- 4 cuillère(s) à soupe de sauce soja
- sel, poivre du moulin

PRÉPARATION

1. Épluchez les carottes puis coupez-les en petits dés. Équeutez les haricots. Coupez le tofu en morceaux.
2. Faites revenir les carottes, les haricots et le tofu dans une poêle avec l'huile d'olive pendant 3 mn.
3. Rincez et ciselez le basilic. Rincez et émincez la cive.
4. Versez dans la poêle 50 cl d'eau, les nouilles, la sauce soja et faites mijoter pendant 4 mn.
5. Parsemez de basilic et de cive. Salez et poivrez. Servez aussitôt.

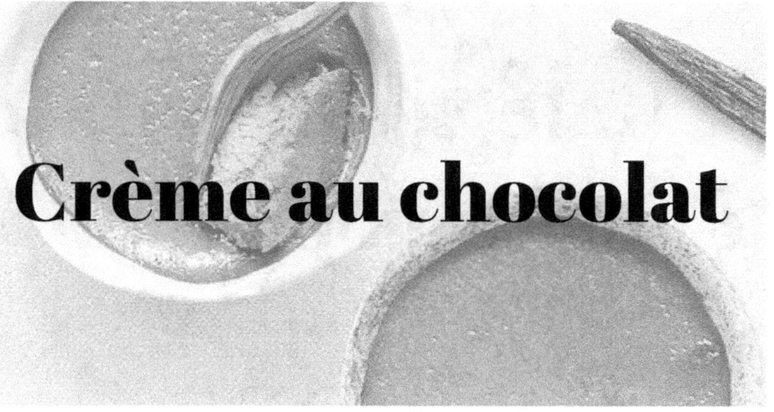

Crème au chocolat

INGRÉDIENTS

- 1,5 dl de <u>lait</u>
- 1,5 dl de crème liquide légère
- 100 g de <u>chocolat</u> noir haché
- 4 <u>oeufs</u>
- 50 g de <u>sucre</u>

PRÉPARATION

1. Portez à ébullition 1,5 dl de lait avec 1,5 dl de crème liquide. Hors du feu, ajoutez 100 g de chocolat noir haché. Lissez à la spatule au bout de 5 mn. Fouettez 4 oeufs avec le sucre et versez dans le mélange lait-crème. Répartissez la préparation en la filtrant dans 6 ramequins, puis faites cuire pendant 30 mn à la vapeur. Laissez refroidir, puis réservez pendant au moins 2 h au réfrigérateur.

Galettes de patate douce aux pommes

INGRÉDIENTS

- 500 g de patates douces
- 1 <u>pomme</u> golden
- <u>gingembre</u>
- 1 <u>oeuf</u>
- 2 cuillère(s) à soupe de <u>farine</u>
- 25 cl d'huile végétale
- sel fin

Pour servir

- 100 g de <u>crème fraîche</u> legere
- 2 cuillère(s) à soupe de fines herbes ciselées (coriandre, <u>ciboulette</u> persil...)
- fleur de sel

PRÉPARATION

1. Pelez les patates douces et la pomme. Râpez-les au-dessus d'un saladier. Ajoutez 1 cuillerée de gingembre fraîchement râpé et 1/2 cuil. à café de sel fin en mélangeant bien. Incorporez l'œuf délicatement, puis la farine sans cesser de remuer.

2. Faites chauffer l'huile dans une sauteuse. Prélevez un peu de la préparation patate douce-pomme et formez des galettes avec les mains. Déposez-les dans l'huile très chaude, faites frire 2 mn, puis laissez égoutter sur du papier absorbant.

3. Servez les galettes tièdes, surmontées de crème fraîche, parsemées de fines herbes et de fleur de sel.

DIP AU YAOURT GREC, CONCOMBRE, MENTHE ET MIEL

INGRÉDIENTS

150 g de concombre bio
1 belle gousse d'ail
10 feuilles de menthe
300 g de yaourt à la grecque
2 cuillère(s) à café de miel d'acacia
graines de sésame
gressins, crakers ou pain complet

PRÉPARATION

Lavez et coupez le concombre en deux, retirez les graines, émincez finement la chair. Pelez et dégermez l'ail, râpez-le. Lavez et ciselez finement la menthe. Réservez 2 ou 3 feuilles pour décorer. Mélangez le yaourt avec le miel, du sel et du poivre. Ajoutez le concombre, l'ail et la menthe. Décorez avec des feuilles de menthe entières et des graines de sésame. Servez frais avec des gressins, des crackers ou du pain complet.

HOUMOUS CHÈVRE FRAIS ET CORIANDRE

INGRÉDIENTS

- 200 g de <u>pois</u> chiches cuits + 2 cl de <u>jus</u>
- 1 petite gousse d'<u>ail</u>
- 120 g de <u>fromage</u> de <u>chèvre</u> frais
- 40 g de tahini
- 4 cl d'huile d'<u>olive</u>
- <u>piment</u> d'espelette
- 10 brins de <u>coriandre</u>
- sel, poivre

PRÉPARATION

1. Égouttez les pois chiches en réservant 2 cl de jus. Pelez et dégermez l'ail.
2. Mixez les pois chiches (sauf quelques-uns pour la décoration), l'ail, le fromage de chèvre frais, le tahini, l'huile d'olive et le jus de pois chiches. Salez, poivrez et ajoutez un peu de piment d'Espelette.
3. Rincez et émincez la coriandre (réservez-en pour la décoration). Ajoutez au houmous et mélangez.
4. Versez le houmous dans une assiette creuse. Creusez un sillon et versez quelques gouttes d'huile d'olive. Décorez de pois chiches entiers, de piment d'Espelette et de coriandre.

Concombre ricotta, basilic

INGRÉDIENTS

- 1 <u>concombre</u> bio
- 1 pot de <u>ricotta</u> (ou de brousse)
- quelques feuilles de <u>basilic</u>
- <u>piment</u> d'espelette
- pistaches concassées
- huile d'<u>olive</u>
- fleur de sel

PRÉPARATION

1. Lavez et coupez le concombre, avec la peau, en tranches assez épaisses pour qu'elles fassent office de tartines et parsemez d'un peu de fleur de sel.
2. Disposez les tranches de concombre sur une assiette de présentation.
3. Garnissez chaque tranche avec 1 cuil. à café de ricotta, une feuille de basilic frais et 1 cuil. à café d'huile puis parsemez d'une pincée de piment d'Espelette et de quelques éclats de pistaches.

Tempura de chou-fleur

INGRÉDIENTS

- 400 g de <u>chou-fleur</u>
- huile de friture
- 1 <u>oeuf</u>
- 10 cl d'eau pétillante glacée
- 150 g de fécule de <u>maïs</u>
- 1 pincée de bicarbonate
- fleur de sel
- sauce chinoise aigre douce

PRÉPARATION

1. Coupez le chou-fleur en fleurettes, puis coupez les fleurettes en lamelles de 1 cm environ. Faites chauffer un bain d'huile de friture (avec un thermomètre de cuisson, vérifiez si possible que la température n'excède pas les 180°)
2. Mélangez l'eau et l'œuf d'un côté, la fécule et le bicarbonate de l'autre. Mélangez ces préparations rapidement ensemble.
3. Trempez aussitôt les lamelles de chou-fleur dans la pâte, puis plongez-les dans l'huile de friture. Laissez cuire 30 s et sortez-les. Placez-les sur une assiette couverte de papier absorbant, saupoudrez de fleur de sel et dégustez aussitôt avec la sauce aigre douce.

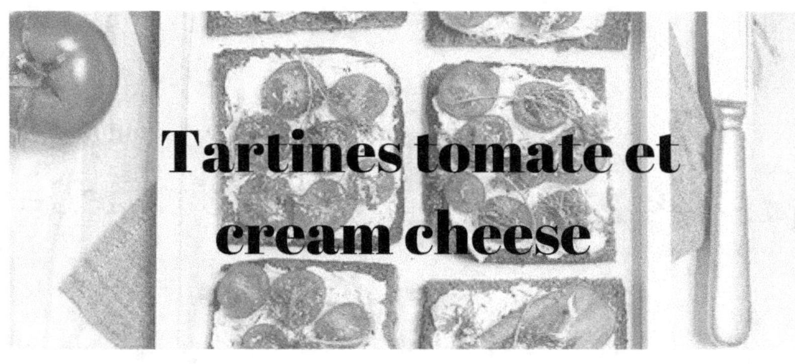

Tartines tomate et cream cheese

INGRÉDIENTS

- 4 tranches de <u>pain</u> de seigle
- 200 g de <u>tomates</u> <u>cerises</u> ou d'autres variétés
- 200 g de cream cheese
- 10 tiges de <u>ciboulette</u> émincées
- 3 tiges d'<u>aneth</u> émincées + quelques-unes entières
- huile d'<u>olive</u>
- le <u>jus</u> de 1/2 <u>citron</u>
- sel, fleur de sel
- poivre noir

PRÉPARATION

1. Mélangez le cream cheese avec la ciboulette, les tiges d'aneth émincées et 1/2 cuil. à café de sel.
2. Toastez légèrement les tranches de pain, puis coupez-les en deux et tartinez-les de cream cheese aux herbes.
3. Coupez les tomates en tranches fines. Répartissez-les sur les tartines. Arrosez d'un filet d'huile d'olive et de jus de citron. Parsemez de fleur de sel et de poivre fraîchement moulu. Décorez de quelques tiges d'aneth.

Chia pudding pomme-cannelle

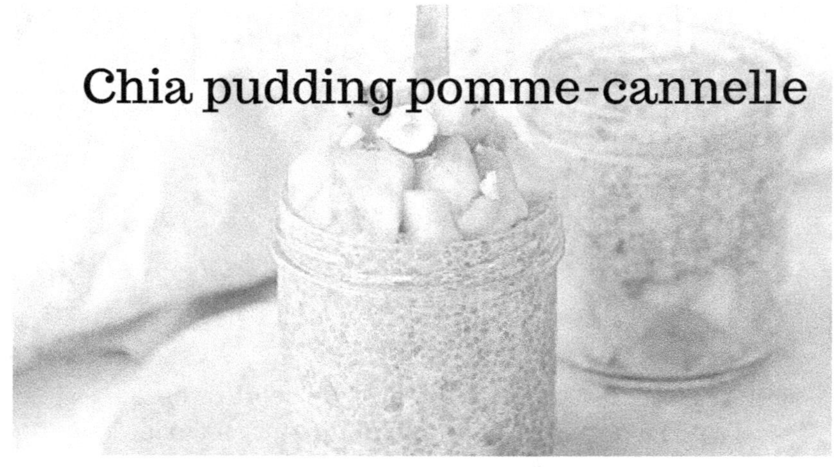

INGRÉDIENTS

- 2 <u>pommes</u> bio
- 1 cuillère(s) à café de <u>cannelle</u> en poudre
- 200 g de <u>lait</u> végétal nature
- 30 g de <u>raisins</u> secs
- 45 g de graines de chia
- quelques <u>noisettes</u>

PRÉPARATION

1. Mixez le lait et les raisins secs.
2. Versez le tout dans un récipient et ajoutez les graines de chia. Mélangez à la fourchette. Réservez 5 mn, puis remuez à nouveau afin de séparer les graines. Recommencez 5 mn après.
3. Répartissez la préparation dans deux petits pots et réservez au frais ces puddings.
4. Épluchez, évidez et coupez les pommes en cubes. Faites-les revenir dans une poêle sur un feu assez fort, avec la cannelle, sans cesser de remuer. Ôtez au bout de 10 mn.
5. Ajoutez les pommes en dôme sur le dessus des puddings de chia et réservez au frais au moins 30 mn. Décorez avec quelques noisettes avant de servir.

TORTILLA AU THON, SAUCE CHÈVRE, BASILIC ET CERFEUIL

INGRÉDIENTS

- 2 tortilla de maïs
- 1 boîte d'émietté de thon mariné basilicPetit Navire
- 1 avocat
- 1 citron
- 1/2 concombre
- 1 oignon nouveau
- quelques baies roses
- 1 cuillère(s) à soupe d'huile d'olive
- Pour la sauce
- 100 g de fromage de chèvre frais
- 1 citron
- 1 gousse d'ail
- quelques brins de basilic
- quelques brins de cerfeuil

PRÉPARATION

1. Pour la sauce, mélangez le chèvre, le jus du citron, la gousse d'ail pelée et pressée, le basilic et le cerfeuil ciselés (réservez-en un peu pour servir).
2. Enlevez la peau de l'avocat et coupez-le en petits dés, puis arrosez-le du jus du second citron. Lavez et coupez le concombre en lamelles. Lavez et ciselez finement l'oignon nouveau, vert et blanc.
3. Sur chaque galette, déposez la moitié du fromage frais citronné aux herbes et à l'ail. Ajoutez la moitié du thon, l'avocat, le concombre et l'oignon nouveau. Salez, poivrez, parsemez de baies roses et du reste des herbes. Versez un filet d'huile d'olive sur chaque tortilla et dégustez bien frais.

www.ingramcontent.com/pod-product-compliance
Lightning Source LLC
Chambersburg PA
CBHW061513250726
48657CB00005B/1847